Ätherische Öle & Aroma-therapie für Anfänger

By Finn Meyer

Zusammenfassung

BEWERTUNG ABGEBEN
WENN SIE DAS BUCH MÖGEN

Lieber Leser,

Ich möchte mich ganz herzlich dafür bedanken, dass Sie sich für den Kauf dieses Buches über Aromatherapie und ätherische Öle entschieden haben. Mit Ihrer Entscheidung unterstützen Sie nicht nur meine Arbeit, sondern zeigen auch Ihr Engagement für Ihr persönliches Wachstum und Wohlbefinden.

Ich hoffe, dieses Buch wird Sie auf eine lohnende Reise durch die wunderbare Welt der ätherischen Öle und der Aromatherapie mitnehmen. Möge es eine inspirierende und praktische Ressource sein, um Ihr tägliches Leben mit wohltuenden Aromen, Bewusstsein und Wohlbefinden zu bereichern.

Ihr Interesse und Ihr Vertrauen sind der Motor, der die Erstellung von sinnvollen Inhalten vorantreibt. Ich hoffe, Sie finden auf diesen Seiten nicht nur nützliche Informationen, sondern auch eine ansprechende und bereichernde Erfahrung.

Herzlichen Dank für Ihre Wahl. Wenn Sie Fragen oder Kommentare zu dem Buch haben, zögern Sie bitte nicht, uns diese mitzuteilen. Ihr Engagement bereichert die Gemeinschaft derer, die Wellness durch die Natur suchen.

Ich danke Ihnen noch einmal, dass Sie mich auf dieser Reise begleiten wollen. Ich wünsche Ihnen, dass sich dieses Buch als wertvolle Ressource für Ihr Wohlbefinden erweist und dass die Düfte, die Sie entdecken, Ihnen Freude und Gelassenheit bringen

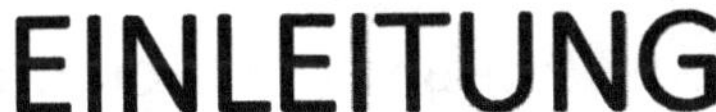

EINLEITUNG

In der faszinierenden Welt der Aromatherapie und der ätherischen Öle öffnet sich eine Tür zu einer Dimension des Wohlbefindens und der Verbindung mit der Natur, die die Menschheit seit jeher fasziniert hat.
Um die Grundlagen für diese Erkundung zu schaffen, ist es unerlässlich, die grundlegenden Konzepte klar zu definieren, die das schlagende Herz dieser jahrtausendealten Praxis bilden.

Ätherische Öle: Ätherische Öle sind die eigentliche Essenz der Pflanzen, eine konzentrierte Fülle von aromatischen, therapeutischen und bioaktiven Verbindungen. Diese Öle werden aus Blüten, Blättern, Wurzeln und anderen Pflanzenteilen durch Dampfdestillation oder Kaltpressung gewonnen. Ihre einzigartige chemische Zusammensetzung verleiht ihnen Eigenschaften, die von körperlicher Heilung bis zu emotionaler Linderung reichen.

Aromatherapie: Die Aromatherapie ist die Kunst und Wissenschaft der Verwendung ätherischer Öle zur Verbesserung von Gesundheit und Wohlbefinden. Diese ganzheitliche Praxis erkennt an, dass Körper, Geist und Seele miteinander verbunden sind. Durch Methoden wie die Inhalation, die Anwendung auf der Haut und die Diffusion in die Umgebung zielt die Aromatherapie darauf ab, das heilende Potenzial der ätherischen Öle zu nutzen. Von körperlichen Vorteilen, wie der Linderung von Muskelverspannungen, bis hin zu beruhigenden Eigenschaften für den Geist bietet die Aromatherapie einen ganzheitlichen Ansatz zur Erhaltung von Gleichgewicht und Vitalität.

Bei dieser Erkundung tauchen wir in die jahrtausendealten Ursprünge dieser Praktiken ein und reisen durch die alten Kulturen, die die Kraft der ätherischen Öle erkannt und angenommen haben. Wir werden die vielfältigen Anwendungsmöglichkeiten erkunden, von Schönheitsritualen bis hin zu Entspannungstechniken, und uns ein umfassendes Bild von den Möglichkeiten machen, die sich eröffnen, wenn wir uns in das Reich der ätherischen Öle und der Aromatherapie wagen. Willkommen auf einer Reise, auf der die Weisheit der Vorfahren mit der modernen Wissenschaft verschmilzt, auf der Aromen zu Wegweisern und natürliche Heilmittel zu Verbündeten auf der Suche nach harmonischem

Gleichgewicht werden

ZWECK DER VERWENDUNG VON ÄTHERISCHEN ÖLEN UND AROMATHERAPIE

Die Verwendung von ätherischen Ölen und der therapeutische Ansatz der Aromatherapie bieten einen einzigartigen und überzeugenden Weg zu körperlichem, geistigem und emotionalem Wohlbefinden. Diese Einführung erforscht die tiefere Bedeutung hinter der Verwendung ätherischer Öle und bietet einen Einblick in die Gründe, warum Generationen diese Geschenke der Natur in ihr tägliches Leben integriert haben.

Die Essenz der Aromatherapie liegt in dem Bewusstsein, dass Körper und Geist miteinander verbunden sind und dass ätherische Öle beide beeinflussen können. In einer zunehmend komplexen Welt treibt das Streben nach ganzheitlicher Gesundheit und Wohlbefinden viele Menschen dazu, natürlichere und harmonischere Ansätze zu erforschen.

Ziele der Aromatherapie:

1. **Förderung des emotionalen Wohlbefindens:** Ätherische Öle mit ihren umhüllenden Düften haben nachweislich einen direkten Einfluss auf die Stimmung und das emotionale Wohlbefinden. Die Aromatherapie zielt darauf ab, die Stimmung zu verbessern, Stress abzubauen und eine positive mentale Einstellung zu fördern.

2.

3. **Unterstützung des körperlichen Wohlbefindens:** Die therapeutischen Eigenschaften der ätherischen Öle bieten eine breite Palette von Vorteilen für die körperliche Gesundheit. Von der Schmerzbehandlung bis hin zur Linderung von häufigen Beschwerden ist die Aromatherapie ein Verbündeter bei der Suche nach körperlichem Gleichgewicht.

4. **Förderung der geistigen Ruhe:** In einer Zeit der Hektik bietet sich die Aromatherapie als eine Praxis an, die die geistige Stille fördert. Der bewusste Einsatz von ätherischen Ölen kann helfen, Ängste abzubauen, die Konzentration zu verbessern und Momente der Besinnung und Entspannung zu fördern.

5. **Unterstützung der allgemeinen Gesundheit:** Ätherische Öle, die aus Pflanzen und Kräutern gewonnen werden, sind oft reich an gesundheitsfördernden Inhaltsstoffen. Die Aromatherapie zielt darauf ab, diese Eigenschaften zu nutzen, um die allgemeine Gesundheit zu unterstützen, das Immunsystem zu stärken und einen ausgewogenen Lebensstil zu fördern.

Bei der Erforschung dieser Ziele begeben wir uns auf eine Entdeckungsreise zu uralten Praktiken, die, wenn sie bewusst angewendet werden, unsere Lebensqualität erheblich bereichern und verbessern können. Die Verwendung von ätherischen Ölen und der reflexive Ansatz der Aromatherapie sind wertvolle Ressourcen für alle, die ein harmonisches Gleichgewicht zwischen Körper, Geist und Seele suchen.

GESUNDHEITS- UND WELLNESSLEISTUNGEN

Ätherische Öle sind nicht nur Parfüms, sondern mächtige Werkzeuge, die unserer körperlichen Gesundheit und unserem emotionalen Wohlbefinden erheblich zugute kommen können. Wir erkunden die vielen Möglichkeiten, wie diese aromatischen Elixiere unsere Lebensqualität verbessern können.

a. Stress- und Angstbewältigung: Ätherische Öle, wie Lavendel und Kamille, haben nachweislich beruhigende Eigenschaften, die helfen können, Stress und Angst zu reduzieren. Wir werden erkunden, wie diese Öle zur geistigen und körperlichen Entspannung eingesetzt werden können, um einen friedlichen Zufluchtsort in der täglichen Hektik zu schaffen.

b. Verbesserung von Schlaf und Entspannung: Einige ätherische Öle, wie Melisse und Weihrauch, sind für ihre entspannenden Eigenschaften bekannt, die einen erholsamen Schlaf fördern können. Wir werden untersuchen, wie Sie diese Öle in Ihre Abendroutine integrieren können, um die Schlafqualität zu verbessern und Schlaflosigkeit zu bekämpfen.

c. Stimmungsaufhellung mit Aromatherapie: Aromen können unsere Stimmung auf überraschende Weise beeinflussen. Wir werden die Verwendung von ätherischen Ölen wie Süßorange und Bergamotte erkunden, um Glücksgefühle und emotionales Wohlbefinden zu stimulieren. Wir werden entdecken, wie wir individuelle Mischungen erstellen können, um die Stimmung an grauen Tagen zu heben.

d. Unterstützung des Immunsystems: Mehrere ätherische Öle, darunter Teebaum und Eukalyptus, haben antimikrobielle und immunstimulierende Eigenschaften gezeigt. Wir werden untersuchen, wie Sie diese Öle zur Stärkung des Immunsystems und zur Vorbeugung von Erkältungen und Grippe einsetzen können, und besprechen die Vorsichtsmaßnahmen für eine sichere Anwendung

SICHERE VORGEHENSWEISE UND PRAKTISCHE TIPPS FÜR ANFÄNGER

Ätherische Öle, die aus aromatischen Pflanzen gewonnen werden, sind Konzentrate von natürlichen Substanzen. Es ist wichtig, die Definition von ätherischen Ölen und den Unterschied zwischen reinen und synthetischen Ölen zu kennen. Die Reinheit und Qualität des Öls sind entscheidend für seine Wirksamkeit.

Verdünnung und kutane Anwendungen:

Die Verdünnung von ätherischen Ölen in Trägerölen wie Kokosnuss- oder Olivenöl ist unerlässlich, um Hautreizungen zu vermeiden. In den Richtlinien werden bestimmte Verdünnungsprozentsätze je nach Alter und individueller Empfindlichkeit empfohlen. Die Anwendung auf der Haut muss korrekt durchgeführt werden, um die Vorteile zu maximieren.

Inhalation und Diffusion:

Ätherische Öle können durch Diffusoren, Massage oder einfach durch Schnuppern aus der Flasche inhaliert werden. Die Verwendung von Raumdiffusoren erfordert die richtige Menge an Öl und eine angemessene Diffusionszeit. Diese Praktiken helfen, die therapeutischen Vorteile der Aromen zu nutzen.

Vorsichtsmaßnahmen bei Schwangerschaft, Kindern und individueller Empfindlichkeit:

Schwangere Frauen und Kinder benötigen besondere Vorsichtsmaßnahmen. Einige ätherische Öle sind während der Schwangerschaft kontraindiziert, und Kinder benötigen eine zusätzliche Verdünnung. Das Erkennen und Respektieren individueller Empfindlichkeiten ist entscheidend, um unerwünschte Reaktionen zu vermeiden.

Bewusstes Einkaufen:

- Kaufen Sie ätherische Öle aus zuverlässigen, hochwertigen Quellen.
- Überprüfen Sie die Herkunft, die Gewinnungsmethode und das Vorhandensein von Zertifizierungen.

Vorläufige Tests:

- Führen Sie vor der regelmäßigen Anwendung einen Hauttest durch.
- Führen Sie allmählich neue Öle ein, um eventuelle unerwünschte Reaktionen zu beobachten.

Angemessene Konservierung:

- Lagern Sie die Öle in dunklen Glasflaschen, vor Licht und Hitze geschützt.
- Verschließen Sie die Flaschen fest, um die Oxidation der Öle zu verhindern.

Ärztliche Konsultation:

- Konsultieren Sie einen Arzt, insbesondere bei bereits bestehenden Erkrankungen.
- Informieren Sie Ihren Arzt über die Verwendung von ätherischen Ölen im Rahmen von integrierten Therapien.

Persönliche Registratur:

- Führen Sie Buch über die verwendeten ätherischen Öle und die individuellen Reaktionen.

Dieses Register erleichtert die Anpassung zukünftiger Anwendungen auf der Grundlage persönlicher Erfahrungen.

Dieser praktische Leitfaden soll Anfängern einen sicheren und effektiven Umgang mit ätherischen Ölen ermöglichen und gleichzeitig das Bewusstsein fördern, das für eine optimale Nutzung dieser wertvollen natürlichen Essenzen unerlässlich ist.

KAPITEL 1

ÄTHERISCHE ÖLE KENNENLERNEN

Extraktion und Herstellung von ätherischen Ölen:

Die Kunst und Wissenschaft der Extraktion von ätherischen Ölen aus aromatischen Pflanzen stellt ein faszinierendes Kapitel in der Welt der Aromatherapie dar. Dieser Prozess ist mehr als nur die Herstellung, er ist ein komplizierter Tanz zwischen Natur und Technologie, der der Welt die einzigartigen Düfte der ätherischen Öle verleiht.

Das Herzstück dieses Vorgangs sind die Extraktionsmethoden. Bei der Dampfdestillation, der traditionellsten Methode, wird Dampf durch die Pflanze geleitet, um die ätherischen Öle einzufangen. Bei der Kaltpressung, die für Zitrusfrüchte geeignet ist, werden die Öle mit mechanischer Kraft aus der Schale gepresst. Die Lösungsmittelextraktion und die überkritische CO_2-Technologie verleihen dem Prozess Modernität und führen zu Ölen von höchster Qualität.
Jede Methode passt sich den Eigenschaften der Pflanze an und fängt ihre Essenzen auf unterschiedliche Weise ein.

Die Auswahl der Rohstoffe ist ein entscheidender Schritt, der die Eigenschaften der Öle prägt. Das Anbaugebiet, die klimatischen Bedingungen und der Erntezeitraum haben direkten Einfluss auf die chemische Zusammensetzung der Öle. Die Entscheidung für den biologischen Anbau und eine nachhaltige Ernte fördert nicht nur ethische Praktiken, sondern gewährleistet auch eine hohe Qualität der Öle.

Die Qualitätskontrolle ist ein grundlegender Schritt im Produktionsprozess. Moderne chemische Analysen wie Chromatographie und Massenspektrometrie zeigen die Reinheit der Öle.
Die sensorische Bewertung durch Experten, die sich auf den Geruchssinn

stützt, verleiht den Ölen eine künstlerische Note und stellt sicher, dass sie nicht nur rein, sondern auch reich an Duft sind.

Der Produktionsprozess, der auf die Extraktion folgt, ist wie ein sich entwickelndes Kunstwerk. Die Trennung der Öle von anderen Bestandteilen, die Raffination zur Entfernung von Verunreinigungen und die Filterung zur Erzielung der Reinheit sind die wichtigsten Schritte.

Die sichere Verpackung in dunklen Glasflaschen schützt die Öle vor Oxidation und Licht, so dass ihre Frische und Wirksamkeit über lange Zeit erhalten bleiben.

Ranking der aromatischen Exzellenz:

1. **Ätherisches Rosenöl:** Bekannt für seinen intensiven blumigen Duft, der durch schonende Extraktionsverfahren gewonnen wird.

2. **Ätherisches Lavendelöl: Es** wird durch traditionelle Destillationsmethoden hergestellt und hat einen krautigen und beruhigenden Duft.

3. **Ätherisches Zitronenöl: Es** wird durch Kaltpressung der Schalen gewonnen und sorgt für ein frisches und lebendiges Zitrusaroma.

4. **Ätherisches Eukalyptusöl:** Es wird durch Wasserdampfdestillation gewonnen und bietet einen durchdringenden und frischen Duft.

5. **Ätherisches** Sandelholzöl: Es wird aus Edelhölzern gewonnen und bietet ein reiches, umhüllendes Aroma.

Diese Rangliste der aromatischen Exzellenz hebt die Vielfalt und Schönheit der ätherischen Öle hervor, von denen jedes einen herausragenden Platz im Arsenal der Aromatherapie verdient hat. Jeder Tropfen ist nicht nur ein Produkt der Extraktion und Herstellung, sondern eine Symphonie von Düften, die die Natur mit den menschlichen Sinnen verbinden

Klassifizierung und Arten von ätherischen Ölen:

Das Universum der ätherischen Öle offenbart sich als ein riesiges Panorama von Düften, die jeweils reich an den chemischen und sensorischen Besonderheiten der Pflanzen sind, von denen sie stammen. Die Klassifizierung der ätherischen Öle bietet einen faszinierenden Leitfaden durch diese vielfältige Palette von Aromen, die alle einzigartige Eigenschaften aufweisen.

Erstens offenbart die Klassifizierung nach chemischen Familien die Komplexität der Zusammensetzung der Öle. Von den Terpenen, die frische, zitrusartige Aromen verleihen, bis hin zu den Ketonen, die zu intensiven, mentholhaltigen Aromen beitragen, offenbart jede chemische Familie ihre Rolle bei der Schaffung unterschiedlicher Aromen. Diese Klassifizierung gibt nicht nur Aufschluss über die chemische Zusammensetzung, sondern hilft auch bei der Auswahl der Öle nach den gewünschten Eigenschaften.

Durch die Linse der olfaktorischen Eigenschaften werden die Öle in Duftnuancen unterteilt, die mit der Natur in Einklang stehen. Zitrusaromen fangen die Essenz von lebendigen Orangen und frischen Zitronen ein, während blumige Aromen uns in eine Umarmung aus Lavendel, Rose und Jasmin hüllen. Holzige Öle bringen die Ruhe der Natur, während würzige und krautige Öle dem aromatischen Erlebnis einen Hauch von Vitalität und Frische verleihen.

Die Klassifizierung nach therapeutischen Eigenschaften unterstreicht die Verwendung von ätherischen Ölen für das Wohlbefinden. Beruhigende Öle, wie z.B. Lavendel, können zur Entspannung beitragen, während energetisierende Öle, wie z.B. Minze, die Vitalität anregen. Der antibakterielle Teebaum und der entzündungshemmende Ingwer zeigen die breite Palette an gesundheitlichen Vorteilen, die Öle bieten können.

Schließlich feiert die Klassifizierung nach botanischer Herkunft die Vielfalt der Pflanzen, die diese aromatischen Schätze hervorbringen. Öle aus Blüten,

Früchten, Blättern und Kräutern, Wurzeln und Hölzern erzählen jeweils eine einzigartige Geschichte der Natur.

Diese Reise durch die Klassifizierung der ätherischen Öle ist mehr als eine bloße Katalogisierung; sie ist eine Erkundung der Nuancen der Aromatherapie. Jede Klassifizierung öffnet die Tür zu einem tieferen Verständnis der vielen Facetten der ätherischen Öle und lädt Sie dazu ein, den Reichtum an Aromen, den die Natur zu bieten hat, zu erleben und zu schätzen.

Klassifizierung:

1. **Chemische Familien:**

   - Terpene

   - Ketone

   - Alkohole

   - Ausländische

   - Oxide

   - Phenole

2. **Geruchliche Merkmale:**

   - Zitrusfrüchte

   - Blumen

   - Woody

   - Pikant

   - Krautige

   - Kunstharz

3. **Therapeutische Eigenschaften:**

- Beruhigungsmittel
- Energiespender
- Antibakteriell
- Entzündungshemmende Mittel
- Antidepressiva

4. **Botanische Ursprünge:**

- Blütenöle
- Fruchtöle
- Blatt- und Kräuteröle
- Wurzelöle
- Öle aus Wäldern

SICHERE LAGERUNG UND HANDHABUNG VON ÄTHERISCHEN ÖLEN

Die richtige Lagerung und Handhabung von ätherischen Ölen ist entscheidend, um ihre Wirksamkeit und Unversehrtheit über einen längeren Zeitraum zu erhalten. In Anbetracht ihrer konzentrierten und potenten Natur sind sichere Praktiken entscheidend, um eine positive und wohltuende Erfahrung bei der Verwendung der Öle zu gewährleisten.

Die Aufbewahrung von ätherischen Ölen beginnt mit der Wahl eines geeigneten Behälters. Dunkle Glasflaschen, vorzugsweise bernsteinfarben oder blau, schützen die Öle vor Sonnenlicht, das ihre chemische Zusammensetzung verändern kann. Direktes Licht kann den Oxidationsprozess beschleunigen und die Wirksamkeit der Öle mit der Zeit verringern. Darüber hinaus vermeiden Glasflaschen chemische Reaktionen mit dem Flaschenmaterial, die die Reinheit der Öle beeinträchtigen könnten.

Temperatur und Feuchtigkeit sind zwei weitere kritische Faktoren bei der Lagerung von ätherischen Ölen. Es ist ratsam, sie an einem kühlen, trockenen Ort zu lagern, fern von Wärmequellen und plötzlichen Temperaturschwankungen. Eine konstante Temperatur trägt dazu bei, die Stabilität der Öle zu erhalten, während Feuchtigkeit das Wachstum von Schimmel und Bakterien fördern kann. Bei sorgfältiger Lagerung bleiben die Öle über einen längeren Zeitraum in optimalem Zustand.

Der sichere Umgang mit ätherischen Ölen ist ebenso wichtig. Vor jeder Anwendung ist es ratsam, einen Hauttest durchzuführen, um allergische Reaktionen oder Reizungen auszuschließen. Die Verdünnung ist von entscheidender Bedeutung, insbesondere bei der direkten Anwendung auf der Haut. Ätherische Öle sollten mit geeigneten Trägerölen, wie z.B. Kokos- oder Olivenöl, verdünnt werden, um Hautreizungen zu vermeiden und die Sicherheit bei der Anwendung zu maximieren.

Bei der Handhabung ist es wichtig, saubere und trockene Utensilien zu verwenden, um eine Verunreinigung der Öle zu vermeiden. Wassertropfen oder andere Verunreinigungen können die Reinheit der Öle beeinträchtigen und ihren Duft und ihre Wirksamkeit verändern. Verwenden Sie einen sauberen, trockenen Tropfer, um die Öle aus der Flasche zu entnehmen, und halten Sie die Flasche gut verschlossen, um Oxidation zu vermeiden.

Außerdem ist es wichtig, dass Sie die spezifischen Indikationen der einzelnen ätherischen Öle beachten. Einige Öle sind lichtempfindlich und können Hautreizungen verursachen, wenn sie nach der Anwendung dem Sonnenlicht ausgesetzt werden. Andere können bei bestimmten Erkrankungen oder während der Schwangerschaft kontraindiziert sein.

Zusammenfassend lässt sich sagen, dass die sichere Lagerung und Handhabung von ätherischen Ölen nicht nur praktisch ist, sondern auch ein Akt des Respekts vor der Kraft und Zartheit dieser kostbaren natürlichen Essenzen. Wenn Sie die richtigen Vorsichtsmaßnahmen treffen und die empfohlenen Richtlinien befolgen, können Sie die Integrität der ätherischen Öle bewahren und eine sichere und erfüllende Aromatherapie-Erfahrung gewährleisten.

KENNZEICHNUNG UND IDENTIFIZIERUNG VON ÄTHERISCHEN ÖLEN

Die genaue Kennzeichnung und Identifizierung von ätherischen Ölen sind entscheidende Schritte, um einen sicheren und effektiven Umgang mit diesen wertvollen natürlichen Extrakten zu gewährleisten. Die korrekte Identifizierung erleichtert nicht nur die sachkundige Verwendung, sondern ist auch entscheidend für die Sicherheit und Rückverfolgbarkeit ätherischer Öle.

Grundlegende Informationen auf dem Etikett:

- **Name des ätherischen Öls: Auf** dem Etikett sollte der spezifische Name des Öls mit Angabe der Ursprungspflanze angegeben sein. Dies hilft dabei, ätherische Öle eindeutig zu unterscheiden, insbesondere wenn es sich um eine Vielzahl von Extrakten handelt.

- **Botanischer Name:** Geben Sie den botanischen Namen der Pflanze an, aus der das Öl extrahiert wurde. Diese Information sorgt für Präzision und gewährleistet die korrekte botanische Identifizierung.

Herkunftsland und Methode der Extraktion:

- **Produktionsland:** Geben Sie das Land an, in dem die Pflanze angebaut und die Öle gewonnen wurden. Die geografische Region kann die chemische Zusammensetzung des Öls beeinflussen.

- **Extraktionsmethode:** Geben Sie die Methode an, mit der das ätherische Öl extrahiert wurde (Wasserdampfdestillation, Kaltpressung usw.). Dies gibt Aufschluss über die Qualität des Öls und seine Eigenschaften.

Produktionsdatum und Verfallsdatum:

- **Herstellungsdatum:** Geben Sie das Datum an, an dem das Öl extrahiert wurde. Dies gibt Auskunft über die Frische des Öls.

- **Verfallsdatum oder Aufbewahrungsdauer:** Ätherische Öle haben eine variable Haltbarkeitsdauer. Geben Sie das Verfallsdatum oder die empfohlene Haltbarkeitsdauer an, um eine optimale Verwendung zu gewährleisten.

Gebrauchsanweisung und Vorsichtsmaßnahmen:

- **Anweisungen zur Verdünnung:** Wenn das Öl vor der Anwendung verdünnt werden muss, geben Sie klare Anweisungen zur Menge des Öls und des zu verwendenden Trägeröls.

- **Warnungen und Kontraindikationen:** Geben Sie alle Vorsichtsmaßnahmen für die Verwendung, Kontraindikationen oder Warnungen an, wie z.B. die Vermeidung der Anwendung auf empfindlicher Haut oder bei bestimmten Gesundheitszuständen.

Losnummer und Zertifizierungen:

- **Chargennummer:** Diese Kennung ist entscheidend für die Rückverfolgbarkeit des Produkts, da sie eine Rückverfolgung bis zur spezifischen Produktion ermöglicht.

- **Zertifizierungen:** Geben Sie an, ob das Öl biologisch zertifiziert ist, 100% rein ist oder bestimmte Qualitätsstandards erfüllt. Dies bietet Garantien für die Reinheit und Herkunft des Öls.

Symbole für Sicherheit und Lagerung

- **Sicherheitssymbole:** Fügen Sie eindeutige Symbole oder Hinweise ein, um Risiken oder Vorsichtsmaßnahmen für die Verwendung darzustellen.

- **Lagerungshinweise:** Geben Sie Hinweise zur richtigen Lagerung des Öls, z.B. vor Sonnenlicht geschützt oder an einem kühlen, trockenen Ort.

Herstellerinformationen:

- **Name des Herstellers** oder der Marke: Geben Sie den Namen des Herstellers oder der Marke an. Diese Information schafft Transparenz und ermöglicht es, die Herkunft des Öls zu identifizieren.

- **Kontaktinformationen:** Geben Sie die Adresse, Telefonnummer oder die Website des Herstellers für Fragen oder Rückmeldungen an.

Eine detaillierte und genaue Etikettierung liefert nicht nur klare Informationen über das ätherische Öl, sondern ist auch unerlässlich, um eine sichere und sachkundige Verwendung zu gewährleisten. Die Benutzer können sich auf diese Informationen verlassen, um ätherische Öle optimal zu nutzen und gleichzeitig die notwendigen Vorsichtsmaßnahmen zu treffen.

KAPITEL 2

DIE HÄUFIGSTEN ÄTHERISCHEN ÖLE

In der weiten und faszinierenden Welt der Aromatherapie spielen ätherische Öle eine zentrale Rolle. Sie bieten eine Vielzahl von Düften und Wirkungen, die eng mit der Natur verbunden sind. Diese außergewöhnlichen Naturextrakte, die durch spezielle Extraktionsverfahren aus aromatischen Pflanzen gewonnen werden, stellen eine Schatztruhe an Düften dar, die die Menschheit seit Jahrhunderten fasziniert.

Der Charme der ätherischen Öle: Ätherische Öle sind eine konzentrierte Form der Essenz von Pflanzen wie Blüten, Blättern, Früchten, Samen, Wurzeln und Hölzern. Ihr Duft ist ein komplexes Mosaik aus aromatischen Verbindungen, von denen jede einzigartige Eigenschaften besitzt. Diese Öle werden nicht nur wegen ihres angenehmen Dufts geschätzt, sondern auch wegen ihrer therapeutischen Eigenschaften und ihres Potenzials, das geistige und körperliche Wohlbefinden zu verbessern.

Vielfalt der Aromen und Anwendungen: Die große Auswahl an ätherischen Ölen bietet eine sensorische Reise durch blumige, zitrische, würzige, krautige und holzige Düfte. Jedes Öl hat eine unverwechselbare Persönlichkeit, die die Stimmung beeinflussen, Stress lindern, die Konzentration fördern oder sogar die Gesundheit von Haut und Körper verbessern kann.

Vielfältige Anwendungen und therapeutische Wirksamkeit: Die Verwendungsmöglichkeiten von ätherischen Ölen sind so vielfältig wie die Düfte selbst. Vom Verteilen in der Luft bis zur Anwendung auf der Haut durch Massagen, Bäder oder Cremes sind ätherische Öle Teil der Aromatherapie, der alternativen Medizin und der ganzheitlichen Wellness-Praktiken. Ihre therapeutische Wirksamkeit wird durch eine lange Geschichte der traditionellen Verwendung und durch moderne Forschung, die ihr vielfältiges Potenzial erforscht, gestützt.

Erkundung der olfaktorischen Protagonisten: Diese Einführung nimmt uns mit auf eine faszinierende Reise, auf der wir die gängigsten ätherischen Öle untersuchen und die besonderen Eigenschaften eines jeden Öls kennenlernen. Von der Zartheit des Lavendels bis zur Energie der Orange, von der Majestät des Weihrauchs bis zur Frische der Minze - jedes Öl hat eine Geschichte zu erzählen und eine Rolle bei der Bereicherung unserer sensorischen Erfahrung zu spielen.

Vorsichtsmaßnahmen und Ratschläge: Während wir in die faszinierende Welt der Düfte eintauchen, ist es wichtig, die Bedeutung von Sicherheit und Bewusstsein bei der Verwendung ätherischer Öle zu betonen. Ihre Potenz erfordert ein gründliches Verständnis der Dosierungen, Verdünnungen und Vorsichtsmaßnahmen, um eine positive, risikofreie Erfahrung zu gewährleisten.

Begleiten Sie uns auf dieser Entdeckungsreise durch die gebräuchlichsten ätherischen Öle, wo Duft und therapeutische Kraft in einer einzigartigen Verbindung von Natur und Wissenschaft aufeinandertreffen.

Lavendel: Ein Lob der Zartheit und Vielseitigkeit

Lavendel ist mit seinem unverwechselbaren Duft und seinen therapeutischen Eigenschaften eines der beliebtesten und am häufigsten verwendeten ätherischen Öle. Dieses Öl, das aus den violetten Blüten der Lavendelpflanze (Lavandula angustifolia) gewonnen wird, hat eine lange Geschichte und bietet eine Vielzahl von Vorteilen für Körper und Geist.

Therapeutische Eigenschaften: Lavendel ist für seine beruhigenden und entspannenden Eigenschaften bekannt. Sein süßes, blumiges Aroma wirkt sich nachweislich positiv auf das Nervensystem aus und hilft, Stress und Ängste abzubauen und einen erholsamen Schlaf zu fördern. Dieses Öl wird häufig verwendet, um Kopfschmerzen und Muskelverspannungen zu lindern und das emotionale Wohlbefinden zu unterstützen.

Wirkung auf die Haut und Körperpflege: Das ätherische Lavendelöl ist ein wertvoller Verbündeter für die Haut. Seine entzündungshemmenden und beruhigenden Eigenschaften machen es ideal für die Behandlung von Hautreizungen, Insektenstichen und Verbrennungen. Lavendel wird häufig verwendet, um eine gesunde Haut zu fördern, die Heilung kleiner Wunden zu beschleunigen und Entzündungen zu lindern.

Anwendungen in der Aromatherapie und Diffusion: Lavendel ist ein wichtiger Bestandteil der Aromatherapie, der in der Luft verteilt wird, um eine entspannende und ruhige Atmosphäre zu schaffen. Sein Duft hilft, Stress abzubauen, fördert die Konzentration und vermittelt ein Gefühl der inneren Ruhe. Wenn Sie ein paar Tropfen ätherisches Lavendelöl in einen Diffusor geben, verwandeln Sie den Raum in einen ruhigen und beruhigenden Ort.

Häufige Verwendung im Haushalt: Das ätherische Lavendelöl ist vielseitig einsetzbar und findet in vielen Bereichen des Haushalts Verwendung. Als Zusatz zu natürlichen Reinigungsmitteln parfümiert es sanft die Räume, ohne dass schädliche Chemikalien verwendet werden. Darüber hinaus kann es in Lavendelsäckchen verwendet werden, um Schränke und Schubladen zu parfümieren.

Art der Anwendung: Um in den Genuss der Vorteile von Lavendel zu kommen, können Sie ihn auf verschiedene Weise anwenden:

- **Diffusion:** Geben Sie ein paar Tropfen in einen Diffusor, um den Raum zu parfümieren.
- **Massage:** Verdünnen Sie es mit einem Trägeröl und tragen Sie es auf die Haut auf, um die Muskelentspannung zu fördern.
- **Aromatherapie-Bäder:** Geben Sie einige Tropfen ins Badewasser, um ein entspannendes Erlebnis zu haben.
- **Sprühen auf Wäsche:** Mischen Sie es mit Wasser und sprühen Sie es auf Kleidung oder Bettwäsche.

Vorsichtsmaßnahmen: Trotz seiner empfindlichen Natur ist es immer ratsam, bestimmte Vorsichtsmaßnahmen zu beachten:

- **Verdünnung:** Bei Anwendung auf der Haut mit einem Trägeröl verdünnen, um Reizungen zu vermeiden.
- **Allergien:** Prüfen Sie vor der Anwendung, ob Sie allergisch oder empfindlich sind.

Zusammenfassend lässt sich sagen, dass Lavendel ein wahres Geschenk der Natur ist, ein aromatischer Verbündeter, der sich anmutig in die tägliche Routine einfügt und eine sanfte Ruhe und einen beruhigenden Duft mit sich bringt

Zitrone: Ein Strahl von Frische und Vitalität in ätherischen Ölen

Das ätherische Öl der Zitrone, das aus kaltgepressten Zitronenschalen (Citrus limon) gewonnen wird, ist ein Elixier der Vitalität mit einem lebendigen und wohltuenden Duft. Seine zitrusartige Frische erfreut nicht nur die Sinne, sondern bietet auch eine breite Palette an gesundheitlichen Vorteilen und praktischen Anwendungen.

Therapeutische Eigenschaften: Die Zitrone ist für ihre belebenden und anregenden Eigenschaften bekannt. Ihr helles Aroma kann den Geist heben, geistiger Müdigkeit entgegenwirken und die Konzentration verbessern. Das ätherische Öl der Zitrone wird häufig bei Müdigkeit verwendet, um den Geist zu beleben und ihm einen Schub an positiver Energie zu verleihen.

Reinigung von Luft und Räumen: Dank ihrer antibakteriellen und antiviralen Eigenschaften ist die Zitrone ein Verbündeter bei der Luft- und Raumreinigung. Wenn Sie ein paar Tropfen ätherisches Zitronenöl in den Diffusor geben, entsteht eine frische, saubere Atmosphäre, die hilft, unangenehme Gerüche zu neutralisieren und Krankheitserreger in der Luft zu reduzieren.

Unterstützung der Verdauung und Entschlackung: Zitronenöl kann die Gesundheit der Verdauung unterstützen. In ein Glas Wasser gegeben oder mit einem Esslöffel Honig vermischt, kann es innerlich eingenommen werden, um die Verdauung zu unterstützen. Seine reinigende Wirkung kann auch dabei helfen, Giftstoffe aus dem Körper auszuleiten.

Vorteile für die Haut: Die Zitrone ist bekannt für ihre positiven Eigenschaften für die Haut. Ihre adstringierende und tonisierende Wirkung kann dazu beitragen, das Erscheinungsbild fettiger Haut zu reduzieren und die Haut zu klären. Als Zusatz zu Feuchtigkeitscremes oder Gesichtswasser kann das ätherische Öl der Zitrone Ihrer Hautpflege eine erfrischende Note verleihen.

Erfrischend und belebend in Haushaltsprodukten: Ätherisches Zitronenöl wird häufig in Haushaltsreinigern und Raumdüften verwendet. Sein sauberer und frischer Duft verleiht Reinigungsprodukten einen Hauch von Vitalität und trägt zu einem gemütlichen und hellen Wohnambiente bei.

Anwendung: Das ätherische Öl der Zitrone kann auf verschiedene Weise verwendet werden:

- **Diffusion:** Geben Sie ein paar Tropfen in einen Diffusor, um die Luft zu parfümieren.

- **Massage:** Verdünnen Sie es mit einem Trägeröl und tragen Sie es auf die Haut auf, um sie zu erfrischen.

- **Aromatherapie-Bad:** Geben Sie einige Tropfen in das Badewasser für ein belebendes Erlebnis.

- **Mundhygiene:** Geben Sie einen Tropfen in Wasser für eine frische Mundspülung.

Vorsichtsmaßnahmen: Trotz seiner vielen Vorteile erfordert das ätherische Zitronenöl einige Vorsichtsmaßnahmen:

- **Lichtempfindlichkeit:** Da Zitrone lichtempfindlich ist, sollten Sie sich nach der Anwendung auf der Haut nicht der Sonne aussetzen.

- **Verdünnung:** Bei Anwendung auf der Haut mit einem Trägeröl verdünnen, um Reizungen zu vermeiden.

- **Individuelle Empfindlichkeit:** Prüfen Sie vor der Anwendung, ob Sie überempfindlich oder allergisch sind.

Teebaum (Melaleuca): Ein starkes antimikrobielles Mittel mit Vorsicht zu genießen

Das ätherische Teebaumöl, das aus den Blättern der Melaleuca alternifolia Pflanze gewonnen wird, ist für seine bemerkenswerten antimikrobiellen und heilenden Eigenschaften bekannt. Angesichts seiner Potenz ist es jedoch unerlässlich, es mit Sorgfalt und Bedacht zu verwenden.

Antimikrobielle und entzündungshemmende Eigenschaften: Teebaum ist weithin bekannt für seine Fähigkeit, Bakterien, Pilze und Viren zu bekämpfen. Seine antibakteriellen und entzündungshemmenden Eigenschaften machen ihn zu einem wirksamen Naturheilmittel bei einer Reihe von Erkrankungen, darunter Akne, Hautpilzerkrankungen, Hautreizungen und Infektionen.

Unterstützung der Gesundheit der Kopfhaut: Ätherisches Teebaumöl wird häufig zur Unterstützung der Gesundheit der Kopfhaut verwendet. Als Zusatz zu Shampoos oder Haarölen kann es helfen, Schuppen, überschüssigen Talg und andere Kopfhautprobleme zu bekämpfen und bietet eine natürliche und erfrischende Alternative.

Hautpflege: Für die Haut kann der Teebaum ein wirksamer Verbündeter sein. Aufgrund seiner antibakteriellen Eigenschaften kann er zur Behandlung von Akne, Pickeln und Insektenstichen verwendet werden. In einem Trägeröl verdünnt, kann es lokal aufgetragen werden, ohne die Haut zu reizen.

Anwendungen in der Aromatherapie: Das frische, durchdringende Aroma des Teebaums eignet sich auch für die Luftverbreitung. In der Aromatherapie eingesetzt, kann er dazu beitragen, eine saubere und erfrischende Umgebung zu schaffen und ein Gefühl geistiger Klarheit zu fördern.

Vorsichtsmaßnahmen und Vorsicht: Trotz seiner vielen Möglichkeiten erfordert das ätherische Teebaumöl einige Vorsichtsmaßnahmen:

1. **Angemessene Verdünnung:** Aufgrund seiner Potenz ist es wichtig, das ätherische Teebaumöl vor der Anwendung auf der Haut zu verdünnen. Eine typische Verdünnung liegt bei 1-2%, wenn Sie ein Trägeröl wie Kokosnuss- oder Jojobaöl verwenden.

2. **Pflastertest:** Vor der Anwendung auf großen Hautflächen ist es ratsam, einen Pflastertest auf einer kleinen Fläche durchzuführen, um allergische Reaktionen oder Reizungen auszuschließen.

3. Vermeiden Sie den Kontakt mit den Augen und Schleimhäuten: Vermeiden Sie den direkten Kontakt mit den Augen und Schleimhäuten. Sollte dies versehentlich geschehen, spülen Sie die Augen gründlich mit Wasser aus.

4. **Individuelle Empfindlichkeit:** Manche Menschen reagieren möglicherweise empfindlicher auf ätherisches Teebaumöl. Wenn eine Reizung auftritt, stellen Sie die Anwendung ein und konsultieren Sie einen Arzt.

5. **Schwangerschaft und Stillzeit: Wenn** Sie schwanger sind oder stillen, ist es ratsam, vor der Anwendung von ätherischem Teebaumöl einen Arzt zu konsultieren.

6. **Besondere Kontraindikationen:** In bestimmten Situationen, wie z.B. bei bekannten Allergien oder besonderen medizinischen Bedingungen, ist es immer ratsam, vor der Anwendung ärztlichen Rat einzuholen.

Eukalyptus: Eine reinigende Brise mit einigen Vorsichtsmaßnahmen

Ätherisches Eukalyptusöl, das aus den Blättern verschiedener Eukalyptusarten gewonnen wird, ist für seine abschwellenden, antibakteriellen und erfrischenden Eigenschaften bekannt. Wie bei allen ätherischen Ölen ist es jedoch wichtig, es vorsichtig zu verwenden, die richtige Dosierung einzuhalten und eventuelle Kontraindikationen zu berücksichtigen.

Atmungsaktive und abschwellende Eigenschaften: Eukalyptus ist bekannt für seine wohltuende Wirkung auf die Atemwege. Das Einatmen seines Aromas kann helfen, die Atemwege zu befreien, eine verstopfte Nase zu lindern und bei Erkältungen und Grippe Linderung zu verschaffen. Seine schleimlösende Wirkung kann dazu beitragen, den Schleim zu verdünnen und seine Ausscheidung zu erleichtern.

Antibakterielle und entzündungshemmende Eigenschaften: Die antibakteriellen und entzündungshemmenden Eigenschaften von Eukalyptus machen ihn zu einem nützlichen Naturheilmittel bei Infektionen der Atemwege, Nasennebenhöhlenentzündungen und Halsentzündungen. Seine Anwendung kann helfen, Entzündungen zu reduzieren und das Immunsystem zu unterstützen.

Natürliches Insektenschutzmittel: Ätherisches Eukalyptusöl ist auch für seine insektenabwehrenden Eigenschaften bekannt. Sein intensiver Duft kann Moskitos und andere unerwünschte Insekten fernhalten, was es zu einer natürlichen Option zum Schutz vor Stichen macht.

Arten der Verwendung: Eukalyptus kann auf verschiedene Weise verwendet werden:

- **Inhalation:** Geben Sie ein paar Tropfen ätherisches Eukalyptusöl in einen Diffusor, um das Aroma zu inhalieren.

- **Direkte Inhalation:** Geben Sie ein paar Tropfen in eine Schüssel mit warmem Wasser und erzeugen Sie Dämpfe, die die Atemwege beruhigen.

- **Dermale Anwendung:** Verdünnen Sie es mit einem Trägeröl und tragen Sie es auf die Haut auf, um eine lokale Wirkung zu erzielen, z.B. durch Massieren der Brust oder des Rückens.

Kontraindikationen und Vorsichtsmaßnahmen Obwohl Eukalyptus ein vielseitiges Naturheilmittel ist, gibt es einige Kontraindikationen und Vorsichtsmaßnahmen:

1. **Nicht für Kleinkinder geeignet:** Die Verwendung von Eukalyptus wird für Kinder unter 2 Jahren nicht empfohlen. Bei älteren Kindern sollte es stark verdünnt und nur unter Aufsicht eines Arztes verwendet werden.

2. **Individuelle Empfindlichkeit:** Manche Menschen können empfindlich auf Eukalyptus reagieren. Wir empfehlen einen Patch-Test auf einer kleinen Hautpartie, bevor Sie das Produkt in größerem Umfang anwenden.

3. Vermeiden Sie Augenkontakt: Vermeiden Sie direkten Kontakt mit den Augen. Bei versehentlichem Kontakt sofort mit Wasser ausspülen.

4. **Laktation und Schwangerschaft:** Während der Schwangerschaft oder Stillzeit sollten Sie vor der Anwendung von ätherischem Eukalyptusöl einen Arzt konsultieren.

5. **Asthma und Atemwegsprobleme:** Menschen mit Asthma oder anderen Atemwegsproblemen sollten bei der Verwendung von Eukalyptus vorsichtig sein, da das Aroma Reaktionen auslösen kann.

6. **Wechselwirkungen mit Medikamenten:** Personen, die Medikamente einnehmen oder unter besonderen medizinischen Bedingungen leiden, sollten vor der Anwendung von ätherischem Eukalyptusöl einen Arzt konsultieren.

KAPITEL 3

AROMATHERAPIE-TECHNIKEN

Die Aromatherapie, eine uralte Kunst, die exquisite Düfte mit therapeutischen Wirkungen verbindet, liegt an der Schnittstelle zwischen Wissenschaft und Wellness-Kunst. Im folgenden Kapitel werden wir in die Tiefen der Aromatherapietechniken eintauchen und erforschen, wie ätherische Öle, die mit natürlicher Kraft aufgeladen sind, zu den Werkzeugen einer Praxis werden können, die Körper, Geist und Seele umfasst.

Die Kraft der Essenzen: Die in ätherischen Ölen enthaltenen aromatischen Essenzen sind mehr als nur angenehme Düfte. Sie haben sich den Ruf erworben, heilende Eigenschaften zu besitzen und unseren emotionalen, körperlichen und geistigen Zustand zu beeinflussen. Mit den Techniken der Aromatherapie tauchen wir in eine Welt der Düfte ein, die nicht nur unsere Sinne erfreuen, sondern auch zu einem harmonischen Gleichgewicht in unserem Leben beitragen können.

Verschiedene Aromatherapietechniken: Dieses Kapitel befasst sich mit einer Vielzahl von Aromatherapietechniken, die alle ihre eigenen Vorteile und Anwendungen haben. Von der Luftdiffusion bis zur Anwendung auf der Haut, von Aromabädern bis zu Inhalationstechniken - jede Methode bietet eine einzigartige Möglichkeit, ätherische Öle auf unterschiedliche Weise zu erleben.

Diffundieren und Atmosphären schaffen: Das Diffundieren von ätherischen Ölen in der Luft ist eine der wichtigsten Praktiken der Aromatherapie. Wir werden entdecken, wie Diffusoren Umgebungen verändern können, indem sie entspannende, energetisierende oder erfrischende Atmosphären schaffen. Jeder Duft wird zu einem Pinsel, der die Luft mit Noten des

Wohlbefindens bemalt.

Direkter Hautkontakt: Die Anwendung von ätherischen Ölen auf der Haut eröffnet eine Welt der therapeutischen Möglichkeiten. Wir werden die richtigen Verdünnungen, Trägeröle und sicheren Praktiken erforschen, um sicherzustellen, dass die Haut die Vorteile erhält, ohne ihre Integrität zu gefährden.

Inhalation: Ein Weg zum inneren Gleichgewicht: Das Einatmen ätherischer Öle ist eine kraftvolle Modalität, die unser Geruchssystem direkt anspricht und unseren emotionalen Zustand beeinflusst. Wir werden sehen, wie diese Praxis genutzt werden kann, um Ruhe, Konzentration oder neue Kraft zu fördern.

Aromatherapie-Bäder und Spas: Aromatherapie-Bäder, ein Luxus für die Sinne, bieten eine einzigartige Möglichkeit, ätherische Öle über die Haut und durch Inhalation aufzunehmen. Wir werden erkunden, wie Sie das tägliche Bad in ein Ritual der Regeneration und Entspannung verwandeln können.

Praktische Ratschläge und Richtlinien: Während wir diese Techniken erforschen, werden wir praktische Ratschläge und Richtlinien geben, um eine sichere und fundierte Vorgehensweise zu gewährleisten. Sicherheit und Wirksamkeit stehen bei jeder Empfehlung im Mittelpunkt, um eine lohnende Aromatherapie-Erfahrung zu gewährleisten.

Willkommen zu einer olfaktorischen Reise: Auf dieser Reise durch die Techniken der Aromatherapie werden wir in die Tiefen der Natur eintauchen und uns von den Essenzen umhüllen lassen, die die Menschheit seit Jahrhunderten verzaubern. Seien Sie bereit, die transformative Kraft der Düfte zu erforschen, zu erleben und zu umarmen - auf Ihrer Suche nach vollkommenem Wohlbefinden.

Lautsprecher: Auswahl und Verwendung

Die Verwendung von Aromatherapie-Diffusoren ist eine der beliebtesten und effektivsten Möglichkeiten, ätherische Öle in der Umgebung zu verteilen. Diese Geräte bieten nicht nur eine angenehme Möglichkeit, Räume zu parfümieren, sondern sind auch ein wertvolles Hilfsmittel, um die therapeutische Wirkung von ätherischen Ölen zu genießen. Bei der Auswahl und Verwendung von Diffusoren sollten Sie unbedingt einige Faktoren berücksichtigen, um eine sichere und effektive Aromatherapie zu gewährleisten.

Arten von Lautsprechern:

1. Ultraschall-Diffusoren:

    - Funktion: Sie verwenden Ultraschall, um Wasser und ätherische Öle in einem feinen Nebel zu verdampfen.

    - Vorteile: Leise, vielseitig, führt der Luft Feuchtigkeit zu.

    - Denken Sie daran: Geeignet für kleine und mittelgroße Räume.

2. Verdunstungsauslässe:

- So funktioniert es: Ätherische Öle, die auf eine poröse Oberfläche aufgetragen werden, verdampfen allmählich in die Luft.

- Vorteile: Einfach, ohne Verwendung von Wasser oder Strom.

- Denken Sie daran: Geeignet für kleinere Räume.

3. Druckluft- oder Kaltnebel-Diffusoren:

  - Funktion: Sie verwenden komprimierte Luft, um ätherische Öle in einem kalten Nebel zu verdampfen.

  - Vorteile: Bewahrt die Eigenschaften der Öle besser, geeignet für große Räume.

  - Denken Sie daran: Sie können lauter sein und benötigen regelmäßige Wartung.

4. Beheizte oder Kerzen-Diffusoren:

  - Funktionsweise: Sie verwenden Hitze, um Öle zu verdampfen.

  - Vorteile: Einfach, kein Strom erforderlich.

  - Bitte beachten Sie: Hitze kann einige Eigenschaften der Öle verändern, geeignet für kleine Räume.

Überlegungen bei der Auswahl:

1. Materialien für den Diffusor:

  - Vermeiden Sie Diffusoren mit Kunststoffteilen, die mit ätherischen Ölen reagieren könnten. Bevorzugen Sie Materialien wie Glas oder Holz.

2. Kapazität und Abmessungen:

- Passen Sie die Kapazität des Lautsprechers an die Größe des Raums an: leistungsstärkere Lautsprecher für große Räume, kompakte Lautsprecher für kleinere Räume.

3. Dauer der Diffusion:

- Bei einigen Lautsprechern können Sie die Dauer oder die Intensität einstellen. Die Dauer der Diffusion kann von Modell zu Modell variieren.

4. Umgebungsbeleuchtung:

- Einige Lautsprecher verfügen über LED-Lichter mit verschiedenen Farboptionen. Sie können nützlich sein, um eine entspannende Atmosphäre zu schaffen.

Richtige Verwendung des Diffusors:

1. Menge des ätherischen Öls:

- Befolgen Sie die Anweisungen des Herstellers für die Menge des ätherischen Öls, die Sie verwenden sollten. Im Allgemeinen sind einige Tropfen ausreichend.

2. Regelmäßige Reinigung:

- Reinigen Sie den Diffusor regelmäßig, um die Bildung von Rückständen zu vermeiden, die die Öle verändern oder Fehlfunktionen verursachen könnten.

3. Sorten von ätherischen Ölen:

- Experimentieren Sie mit einer Vielzahl von ätherischen Ölen, um Kombinationen zu finden, die Ihren persönlichen Vorlieben oder therapeutischen Zielen entsprechen.

4. Sicherheit und Standort:

- Stellen Sie den Diffusor an einem sicheren Ort auf, entfernt von Kanten oder instabilen Oberflächen. Vermeiden Sie es, ihn direkt unter einen Lüftungsschacht zu stellen.

5. An die Situation anpassen:

- Passen Sie die Auswahl der ätherischen Öle und die Intensität der Diffusion an die jeweilige Situation an: entspannend am Abend, anregend am Morgen.

Die bewusste Auswahl und Verwendung eines Aromatherapie-Diffusors kann die Atmosphäre eines jeden Raumes verändern und einen Raum schaffen, der nicht nur köstlich duftet, sondern auch zum allgemeinen Wohlbefinden seiner Bewohner beiträgt

Aromatherapie-Massage: Eine einhüllende Kunst für Körper und Geist

Die Aromatherapie-Massage, eine Kombination aus beruhigenden Berührungen und umhüllenden Düften, ist ein komplettes Sinneserlebnis, das körperliche Vorteile und geistige Entspannung miteinander verbindet.

In der grundlegenden Praxis dieser Technik werden wir erforschen, wie man ätherische Öle in die Massage integriert, um ein Wellness-Ritual zu schaffen, das die Sinne befriedigt und die Seele beruhigt.

Auswahl der ätherischen Öle: Die Auswahl der ätherischen Öle ist entscheidend für eine wirksame Aromatherapie-Massage. Jedes ätherische Öl bringt einzigartige Eigenschaften mit sich. Einige gängige Optionen sind:

- Lavendel: Beruhigend, entspannend, geeignet zum Stressabbau und zur Förderung des Schlafs.
- Kamille: Entzündungshemmende, beruhigende Eigenschaften, ideal für empfindliche Haut.
- Ylang Ylang: Blumiges Aroma, entspannend, kann helfen, Ängste abzubauen.
- Pfefferminze: Erfrischend, belebend, perfekt zur Linderung von Muskelverspannungen.
- Süße Orange: Belebend, erfrischend, stimmungsaufhellend.

Vorbereitung der Massage:
1. Wahl des Trägeröls: Mischen Sie die ätherischen Öle mit einem hochwertigen Trägeröl, wie z.B. Süßmandelöl oder Jojoba. Dies verdünnt die ätherischen Öle und erleichtert die Anwendung auf der Haut.

2. Angemessene Verdünnung: Halten Sie sich an die empfohlenen Proportionen für die Verdünnung, in der Regel etwa 2-3% ätherische Öle auf Trägeröl.
3. Angemessene Ausstattung: Stellen Sie sicher, dass Sie saubere Laken, weiche Handtücher und eine ruhige, komfortable Umgebung für die Massage haben.

Massage-Technik:

1. Vorbereitung des Patienten: Besprechen Sie zunächst die Präferenzen des Patienten, einschließlich etwaiger körperlicher Probleme oder allergischer Empfindlichkeiten. Sorgen Sie für eine reibungslose und komfortable Umgebung.
2. Wahl der Position: Der Patient kann in Rückenlage oder in Bauchlage gelagert werden, je nach persönlicher Vorliebe und den zu behandelnden Körperbereichen.
3. Auswahl der Schlüsselpunkte: Konzentrieren Sie sich auf bestimmte Körperbereiche, die Aufmerksamkeit benötigen, wie z. B. Schultern, Rücken oder Beine. Passen Sie Druck und Technik an die Bedürfnisse des Patienten an.
4. Anwendung von ätherischen Ölen: Wärmen Sie die Mischung aus ätherischen Ölen und Trägeröl leicht an, bevor Sie sie auf die Haut auftragen. Verteilen Sie es gleichmäßig mit sanften, entspannenden Bewegungen.
5. Massage mit spezifischen Techniken: Verwenden Sie spezifische Massagetechniken wie Berührungen, Druck, Kneten und Reiben und passen Sie die Intensität an die Empfindlichkeit des Patienten an.
6. Achtung vor sensiblen Bereichen: Vermeiden Sie empfindliche oder verletzte Bereiche. Kommunizieren Sie ständig mit dem Patienten, um Komfort und Zufriedenheit während der Massage zu gewährleisten.

Sicherheitserwägungen:

1. Individuelle Empfindlichkeit: Führen Sie vor der Anwendung einen Patch-Test durch, um allergische Reaktionen oder Hautreizungen auszuschließen.
2. Bekannte Allergien: Fragen Sie den Patienten, ob er bekannte Allergien gegen ätherische Öle oder andere Empfindlichkeiten hat.
3. Medizinische Bedingungen: Achten Sie auf den Gesundheitszustand des Patienten und passen Sie die Massage entsprechend an. Konsultieren Sie bei Bedarf einen Arzt.
4. Reaktionen überwachen: Beobachten Sie während der Massage die Reaktion des Patienten und passen Sie die Übung entsprechend an.

Aromatische Bäder: Ein regenerierendes Bad für Körper und Geist

Aromatherapie-Bäder sind ein luxuriöses Ritual, das die wohltuende Wirkung von warmem Wasser mit den therapeutischen Eigenschaften von ätherischen Ölen kombiniert. Diese uralte Praxis bietet eine genussvolle Möglichkeit, den Geist zu entspannen, den Körper zu beruhigen und sich mit umhüllenden Düften zu verwöhnen. Lassen Sie uns einige empfehlenswerte Rezepte und Vorsichtsmaßnahmen für ein sicheres und erfüllendes Aromatherapie-Badeerlebnis erkunden.

Rezepte für aromatische Bäder:

Entspannendes Lavendelbad:

- **Zutaten:**
    - 10 Tropfen ätherisches Lavendelöl
    - 1 Tasse Bittersalz
- **Vorteile:** Beruhigend bei Stress, fördert erholsamen Schlaf.

Belebendes Zitrusbad:

- **Zutaten:**

    - 7 Tropfen ätherisches Zitronenöl

    - 5 Tropfen ätherisches Öl von Süßorange

    - 1 Tasse Meersalz

- **Vorteile:** Anregend, erfrischend, perfekt für den Start in den Tag.

Teebaum-Anti-Stress-Bad:

- **Zutaten:**

    - 8 Tropfen ätherisches Teebaumöl

    - 3 Tropfen ätherisches Lavendelöl

    - 1 Tasse Backpulver

- **Vorteile:** Antibakterielle Eigenschaften, beruhigend für die Haut.

Beruhigendes Kamillenbad:

Zutaten:

- 10 Tropfen ätherisches Öl der Kamille
- 1 Tasse Haferflocken

Vorteile: Beruhigend für die Haut, ideal für empfindliche Haut.

Belebendes Bad mit Rosmarin und Minze:

Zutaten:

- 6 Tropfen ätherisches Rosmarinöl
- 4 Tropfen ätherisches Pfefferminzöl
- 1 Tasse Badesalz

Vorteile: Stimulierend für den Kreislauf, belebend.

Vorsichtsmaßnahmen für aromatische Bäder

1. **Angemessene Verdünnung:**

   - Ätherische Öle müssen verdünnt werden, bevor Sie sie in das Bad geben. Verwenden Sie ein Trägeröl wie Kokosnuss- oder Jojobaöl, um Hautreizungen zu vermeiden.

2. **Individuelle Sensibilität:**

   - Führen Sie einen Patch-Test durch, bevor Sie eine neue Mischung verwenden, um sicherzustellen, dass keine allergischen Reaktionen oder Hautreizungen auftreten.

3. **Menge des ätherischen Öls:**

   - Verwenden Sie nur die empfohlene Menge an ätherischen Ölen. Eine kleine Menge kann einen starken Duft erzeugen, ohne zu überwältigen.

4. **Wassertemperatur:**

   - Verwenden Sie kein zu heißes Wasser, da dies zu einer Austrocknung der Haut führen kann. Entscheiden Sie sich für eine angenehme, entspannende Temperatur.

5. **Hydratation:**

   - Trinken Sie während und nach dem Bad Wasser, um den

Körper hydriert zu halten und die Vorteile des Badens zu unterstützen.

6. **Dauer des Bades:**

- Begrenzen Sie die Dauer des Bades auf etwa 20-30 Minuten, um eine übermäßige Austrocknung der Haut zu vermeiden.

7. **Warnungen während der Schwangerschaft:**

- Schwangere Frauen sollten vor der Verwendung bestimmter ätherischer Öle einen Arzt konsultieren.

8. **Reinigen Sie den Tank:**

- Reinigen Sie die Badewanne nach jedem Aromatherapie-Bad, um zu verhindern, dass Rückstände des ätherischen Öls die Badewanne rutschig machen.

9. **Auswahl an sicheren ätherischen Ölen:**

- Einige ätherische Öle können zu reizend für die Haut sein. Entscheiden Sie sich für Öle, die für ihre Hautverträglichkeit bekannt sind.

10. **Hüten Sie sich vor den Augen:**

- Vermeiden Sie direkten Kontakt mit den Augen. Bei versehentlichem Kontakt sofort mit Wasser ausspülen.

Wenn Sie diese Vorsichtsmaßnahmen beachten, wird Ihr Aromabad zu einer angenehmen, sicheren und wohltuenden Erfahrung für Körper und Geist.

Direkte Inhalation von ätherischen Ölen:
Die Kraft der Essenzen mit Zuversicht erleben

Die direkte Inhalation von ätherischen Ölen ist eine der unmittelbarsten und effektivsten Möglichkeiten, ihre therapeutische Wirkung zu erfahren. Diese Praxis bezieht das olfaktorische System mit ein und beeinflusst direkt unseren emotionalen und mentalen Zustand.

Es ist jedoch wichtig, Vorsichtsmaßnahmen zu treffen, um eine sichere Inhalation zu gewährleisten und mögliche Risiken zu vermeiden.

Direkte Inhalationsmethoden:

1. **Persönlicher Diffusor:**

   - Verwenden Sie einen persönlichen Diffusor, wie z.B. eine Diffusor-Halskette oder ein Diffusor-Armband, mit dem Sie ätherische Öle den ganzen Tag über bei sich tragen können.

2. **Inhalation aus der Flasche:**

   - Öffnen Sie die Flasche mit dem ätherischen Öl und riechen Sie direkt an dem Parfüm. Vermeiden Sie den Kontakt mit dem Mund oder der Nase.

3. **Stoffe oder Baumwollwatte:**

   - Geben Sie ein paar Tropfen ätherisches Öl auf ein Taschentuch oder einen Wattebausch und atmen Sie tief ein.

4. **Inhalation aus der Handfläche:**

- Geben Sie ein paar Tropfen ätherisches Öl in Ihre Handfläche, reiben Sie sie aneinander und atmen Sie langsam ein.

5. **Heißer Dampf:**

- Geben Sie ein paar Tropfen ätherisches Öl in eine Schüssel mit heißem Wasser und dämpfen Sie es, während Sie Ihren Kopf mit einem Handtuch bedecken.

Vorsichtsmaßnahmen für eine sichere Inhalation:

1. **Angemessene Verdünnung:**

   - Bei der direkten Inhalation ist es ratsam, die ätherischen Öle zu verdünnen, um eine Reizung der Nasenschleimhäute zu vermeiden. Eine typische Verdünnung ist 1-3%.

2. **Dauer und Häufigkeit:**

   - Begrenzen Sie die Dauer und Häufigkeit der direkten Inhalation, um eine Überstimulation des Geruchssystems zu vermeiden. Kurze, gelegentliche Zeiten sind im Allgemeinen ausreichend.

3. **Auswahl an sicheren ätherischen Ölen:**

   - Einige ätherische Öle können reizend oder zu stark für die direkte Inhalation sein. Wählen Sie ätherische Öle, die für ihre Sicherheit und Sanftheit bekannt sind.

4. **Respekt für individuelle Empfindsamkeit:**

   - Menschen können unterschiedlich auf ätherische Öle reagieren. Achten Sie auf individuelle Empfindlichkeiten und brechen Sie die Anwendung ab, wenn Reizungssymptome auftreten.

5. **Vorsicht während der Schwangerschaft:**

- Schwangere Frauen sollten vor der direkten Inhalation bestimmter ätherischer Öle einen Arzt konsultieren.

6. Vermeiden Sie den Kontakt mit Augen und Mund:

- Vermeiden Sie den direkten Kontakt der ätherischen Öle mit den Augen und dem Mund, wenn Sie sie einatmen.

7. Angemessene Konservierung:

- Bewahren Sie ätherische Öle an einem kühlen, trockenen und lichtgeschützten Ort auf, um ihre Integrität zu bewahren.

8. Hüten Sie sich vor den Symptomen:

- Beobachten Sie alle Symptome von Unwohlsein, Kopfschmerzen oder Reizungen und beenden Sie die Inhalation, falls erforderlich.

9. Alter und Kinder:

- Achten Sie auf das Alter. Einige ätherische Öle sind möglicherweise nicht für sehr kleine Kinder geeignet.

10. Ätherische Öle im Wechsel:

- Variieren Sie die verwendeten ätherischen Öle, um eine Geruchssättigung zu vermeiden und die Verträglichkeit zu verbessern.

Das Experimentieren mit der direkten Inhalation von ätherischen Ölen kann erhebliche Vorteile für das emotionale und geistige Wohlbefinden bringen, aber es ist wichtig, dies bewusst und sicher zu tun und die angegebenen Vorsichtsmaßnahmen zu beachten.

KAPITEL 4

THERAPEUTISCHE ANWENDUNGEN

Ätherische Öle, konzentrierte Duftstoffe aus der Pflanzenwelt der Erde, erweisen sich als wahre Verbündete auf dem Weg zu ganzheitlichem Wohlbefinden. In diesem Kapitel tauchen wir ein in die Weite der therapeutischen Anwendungen von ätherischen Ölen und entdecken, wie diese kostbaren Essenzen zu Katalysatoren für körperliche und geistige Gesundheit werden können.

Die Natur als Quelle des Wohlbefindens: Im Mittelpunkt dieser Erkundung steht das faszinierende Konzept einer natürlichen Apotheke, die von Mutter Natur selbst bereitgestellt wird. Ätherische Öle, die aus Blumen, Pflanzen, Wurzeln und Rinden gewonnen werden, sind voller bioaktiver Verbindungen, die eine Vielzahl von therapeutischen Eigenschaften haben, die Körper, Geist und Seele einbeziehen.

Eine harmonische Symphonie von Vorteilen: Die therapeutische Verwendung von ätherischen Ölen umfasst ein breites Spektrum an Vorteilen. Von der Stressbewältigung bis zur Verbesserung des Schlafs, von der Unterstützung des Immunsystems bis zur Linderung körperlicher Schmerzen - diese aromatischen Elixiere sind unschätzbare Werkzeuge, um ein ganzheitliches Gleichgewicht zu schaffen.

Therapeutische Anwendungen im alltäglichen Leben:

1. **Stress und Angstzustände:** Ätherische Öle wie Lavendel und Bergamotte können in Diffusoren oder bei Massagen verwendet werden, um Stress und Angstzustände zu lindern und eine duftende Zuflucht der Ruhe zu bieten.

2. **Schlaf und Entspannung:** Das beruhigende Aroma von Kamille oder Lavendel, das vor dem Schlafengehen verströmt oder einem abendlichen Bad zugesetzt wird, kann einen erholsamen Schlaf und tiefe Entspannung fördern.

3. **Immunsystem:** Öle wie Teebaum oder Eukalyptus mit ihren anti-mikrobiellen Eigenschaften können aufgetragen oder diffundiert werden, um das Immunsystem zu stärken und vor Krankheitserregern zu schützen.

4. **Körperliche Schmerzen:** Pfefferminz- und Rosmarinöl können in Trägerölen verdünnt und durch Massage angewendet werden, um Muskelverspannungen und Gelenkschmerzen zu lindern.

Modalitäten der **bewussten Anwendung:** Unsere Erkundung wird sich auf verschiedene Anwendungsmodalitäten erstrecken, von der Luftdiffusion bis zur direkten Inhalation, von der Verdünnung für die Hautanwendung bis zu Aromatherapie-Bädern. Bei jeder Anwendung wird Achtsamkeit der Schlüssel sein, um die Anweisungen zu respekticrcn und den Ansatz auf die individuellen Bedürfnisse abzustimmen.

Eine Einladung zum Erleben von natürlichem Wohlbefinden: Dieses Kapitel ist eine Einladung, in eine Welt des natürlichen Wohlbefindens einzutauchen, eine Reise, die von den Düften und der Weisheit der Natur geleitet wird. Seien Sie bereit zu experimentieren, sich anzupassen und zu entdecken, wie ätherische Öle zu wahren Verbündeten werden können, um einen Zustand des vollständigen Wohlbefindens zu erreichen.

Stress und Ängste mit ätherischen Ölen bewältigen

Stress und Angst, oft unwillkommene Begleiter im modernen Leben, können in der großen Auswahl an ätherischen Ölen mit beruhigenden und entspannenden Eigenschaften einen wirksamen Verbündeten finden.

Dieses Unterkapitel befasst sich mit einigen der ätherischen Öle, die zur Behandlung von Stress und Angstzuständen empfohlen werden, und bietet Vorschläge, wie Sie sie in Ihren Alltag integrieren können, um Ihr emotionales Wohlbefinden zu fördern.

Empfohlene ätherische Öle:

1. **Lavendel (Lavandula angustifolia):**

Eigenschaften: Beruhigend, entspannend, ausgleichend.
Methode der Anwendung:

- Diffusion: Geben Sie ein paar Tropfen in einen Diffusor, um eine friedliche Atmosphäre zu schaffen.
- Dermale Anwendung: Verdünnen Sie es in einem Trägeröl und massieren Sie es in die Schläfen oder Handgelenke.
- Aromabad: Geben Sie einige Tropfen in eine heiße Wanne, um ein entspannendes Bad zu nehmen.

2. Bergamotte (Citrus bergamia):

Eigenschaften: aufmunternd, reduziert Stress, fördert die gute Laune.
Methode der Anwendung:

- Diffusion: Ausbreitung in der Umgebung, um eine positive Atmosphäre zu schaffen.
- Anwendung auf der Haut: Verdünnen Sie es und tragen Sie es auf die Pulsbereiche auf, um eine beruhigende Wirkung zu erzielen.
- Direkte Inhalation: Riechen Sie direkt an der Flasche für sofortige Linderung.

3. Römische Kamille (Anthemis nobilis):

Eigenschaften: Beruhigend, reduziert Ängste, fördert den Schlaf.
Methode der Anwendung:

- Diffusion: Verwenden Sie den Duft in einem Diffusor vor dem Schlafengehen.
- Dermale Anwendung: Verdünnen Sie es und massieren Sie es auf Nacken und Schultern für eine tiefe Entspannung.

4. Ylang Ylang (Cananga odorata):

Eigenschaften: Reduziert Stress, fördert die Ruhe, verbessert die Stimmung.
Methode der Anwendung:

- Diffusion: Schafft eine ruhige Atmosphäre in Ihrem Zuhause oder Büro.
- Dermale Anwendung: Verdünnen Sie es und tragen Sie es auf die

Handgelenke oder hinter den Ohren auf.

5. **Süße Orange (Citrus sinensis):**

Eigenschaften: Beruhigend, lindert Spannungen, verbessert die Stimmung.
Methode der Anwendung:

- Diffusion: Geben Sie ein paar Tropfen in einen Diffusor für einen lebendigen Duft.
- Dermale Anwendung: Verdünnen Sie es und tragen Sie es auf die Haut auf, um ein angenehmes Gefühl zu erhalten.

Vorschläge für die Verwendung:

1. **Erstellen einer Abendroutine:**
   - Verteilen Sie Lavendel- oder Kamillentee vor dem Schlafengehen, um einen erholsamen Schlaf zu fördern.

2. **Momente des bewussten Atmens:**
   - Riechen Sie während der Tiefenatmung an Bergamotte oder Ylang-Ylang, um zur Ruhe zu kommen.

3. **Ruhiges Büro:**
   - Verteilen Sie Süßorange in einem Tischdiffusor, um eine positive Atmosphäre am Arbeitsplatz zu schaffen.

4. **Entspannende Massagen:**
   - Geben Sie ein paar Tropfen entspannender ätherischer Öle in ein Trägeröl für eine wohltuende Massage gegen Stress.

5. **Entspannungsbäder:**
   - Versuchen Sie ein Aromabad mit einer Kombination aus Lavendel und Kamille für ein beruhigendes Erlebnis.

Die Integration dieser ätherischen Öle in Ihre tägliche Routine kann zu einem wertvollen Ritual zur Bewältigung von Stress und Ängsten werden und ein dauerhaftes emotionales Gleichgewicht fördern. Passen Sie Ihre Auswahl an Ihre olfaktorischen Vorlieben an und entdecken Sie die therapeutische Kraft, die ätherische Öle in Ihr tägliches Leben bringen können

Schlaflose Nächte überstehen und zur Ruhe kommen

Wenn schlaflose Nächte zur Norm werden und der Geist sich der Entspannung zu widersetzen scheint, werden ätherische Öle zu zuverlässigen Verbündeten, um eine Oase der Ruhe zu schaffen.

Bei dieser Erkundung von Schlafstörungen und Entspannung werden wir in die beruhigenden Düfte ätherischer Öle eintauchen und entdecken, wie sie uns zur wohlverdienten Ruhe führen können.

Lavendel: Der beruhigende Atem der Nacht Lavendel mit seinem süßen, blumigen Duft ist die Königin der nächtlichen Ruhe. Wenn sich der Tag dem Ende zuneigt, erzeugen ein paar Tropfen ätherisches Lavendelöl eine aromatische Umarmung in der Luft und schaffen die Voraussetzungen für einen friedlichen Schlaf. Eine sanfte Massage auf dem Kopfkissen, verdünnt mit einem Trägeröl, verleiht dem abendlichen Ritual eine luxuriöse Note und lädt den Geist ein, langsamer zu werden und die Stille anzunehmen.

Römische Kamille: Süße für einen erholsamen Schlaf Römische Kamille mit ihrer sanften Süße erweist sich als zuverlässiger Verbündeter gegen nächtliche Unruhe. Ein Diffusor vor dem Schlafengehen oder ein Aromabad mit ein paar Tropfen ätherischem Kamillenöl schafft ein gemütliches Nest der Ruhe. Dieses aromatische Elixier lädt Sie zu einem erholsamen Schlaf ein, der die Spannungen des Tages mildert und die Schönheit einer friedlichen Nacht offenbart.

Weihrauch: Tiefe Gelassenheit in der Nacht Weihrauch bietet mit seiner balsamischen Essenz eine Antwort auf aufgewühlte Gemüter. Durch das Diffundieren dieses kostbaren ätherischen Öls öffnet sich ein Raum der inneren Stille, der den Übergang zu einer tieferen Ruhe erleichtert. Eine entspannende Massage mit ätherischem Weihrauchöl, verdünnt für eine sanfte Anwendung, kann ein Ritual der Gelassenheit sein, bevor Sie in die

Träume eintauchen.

Ylang Ylang: Das Flüstern tropischer Blüten Ylang Ylang, mit seinem blumigen, umhüllenden Duft, wiegt den Geist in eine sanfte Umarmung. Im Raum verstreut, öffnet Ylang Ylang ätherisches Öl die Tür zu einem erholsamen Schlaf und bietet eine Zuflucht vor hektischen Gedanken. Eine verdünnte Anwendung auf der Haut an den Handgelenken oder im Nacken wird zu einer sanften Geste der Selbstfürsorge, die den Boden für die Entspannung bereitet.

Tangerine: Ein Lächeln der einfachen Ruhe Tangerine bringt mit seinem frischen, fruchtigen Duft eine leichte Note in die nächtliche Routine. Das Diffundieren dieses ätherischen Öls im Schlafzimmer schafft eine spielerische und entspannte Atmosphäre, die dazu einlädt, die Sorgen des Alltags hinter sich zu lassen. Eine direkte Inhalation vor dem Schlafengehen ist wie ein sanftes Lächeln, das Spannungen vertreibt und den Geist auf einen tiefen Schlaf vorbereitet.

Die Integration dieser ätherischen Öle in Ihre nächtliche Routine ist nicht nur ein Akt des Genusses, sondern eine Investition in Ihr eigenes Wohlbefinden. Gestalten Sie Ihr Ritual mit Düften, die zu Ihnen passen, und schaffen Sie so ein erholsames Schlaferlebnis und eine Oase der Ruhe, in die Sie jede Nacht eintauchen können.

Stimmungsaufhellung mit Aromatherapie

Die Aromatherapie erweist sich als eine hervorragende Methode zur positiven Beeinflussung der Stimmung. Sie bietet eine natürliche Möglichkeit, graue Tage zu bewältigen und einen lebendigen Geist zu fördern.

In diesem Unterkapitel befassen wir uns mit ätherischen Ölen, die wertvolle Verbündete bei der Verbesserung der Stimmung sind, und verraten, wie wir sie sinnvoll in unsere tägliche Routine integrieren können.

Ätherische Öle zur Stimmungsaufhellung empfohlen:

1. **Süße Orange (Citrus sinensis):**

Eigenschaften: energetisierend, erfrischend, baut Stress ab.
Methode der Anwendung:

- Diffusion: Schafft eine lebendige Atmosphäre in Ihrem Zuhause oder Büro.
- Dermale Anwendung: Geben Sie einige Tropfen verdünnt in ein Trägeröl und massieren Sie die Handgelenke ein.

2. **Zitrone (Citrus limon):**

Eigenschaften: Belebend, reinigend, stimmungsaufhellend.
Methode der Anwendung:

- Diffusion: Diffundieren Sie für ein frisches und anregendes Ambiente.
- Direkte Inhalation: Riechen Sie direkt an der Flasche für eine sofortige Wirkung.

3. **Grapefruit (Citrus paradisi):**

Eigenschaften: energetisierend, baut Stress ab, fördert geistige Klarheit.
Methode der Anwendung:

Diffusion: Schafft ein positives Gefühl in der Umgebung.
Aromabad: Geben Sie ein paar Tropfen in Ihr Bad, um ein belebendes Erlebnis zu haben.

4. **Bergamotte (Citrus bergamia):**

Eigenschaften: aufmunternd, reduziert Ängste, fördert die gute Laune.
Methode der Anwendung:

- Diffusion: Verteilen Sie es für eine optimistische Atmosphäre in Ihrem Zuhause.
- Direkte Inhalation: Direktes Schnüffeln zur Bewältigung stressiger Momente.

5. **Pfefferminze (Mentha × piperita):**

Eigenschaften: anregend, erfrischend, verbessert die Konzentration.
Methode der Anwendung:

- Diffusion: Diffundieren Sie für einen Schub an Energie und Vitalität.
- Anwendung auf der Haut: Geben Sie ein paar Tropfen verdünnt auf die Handgelenke, um ein frisches Gefühl zu erhalten.

Vorschläge für die Verwendung zur Stimmungsaufhellung:

1. Diffusion Matutina:

Diffundieren Sie Öle wie Süßorange oder Grapefruit nach dem Aufwachen, um den Tag mit einer positiven Stimmung zu beginnen.

2. Regenerierende Pausenmomente:

Eine kurze Inhalation von Zitrone oder Bergamotte während des Tages kann eine hervorragende Verjüngungspause sein.

3. Energiespendende Bäder:

Geben Sie ein paar Tropfen ätherische Öle wie Pfefferminze in Ihr Bad, um ein anregendes Erlebnis zu haben.

4. Positiver persönlicher Duft:

Stellen Sie ein persönliches Parfüm her, indem Sie ätherische Öle mit einem Trägeröl verdünnen und es als leichten Duft auftragen.

Momente der Kreativität:

Verwenden Sie bei kreativen Tätigkeiten Aromen wie süße Orangen oder Zitronen, um geistige Klarheit und Inspiration zu fördern.

Die bewusste Integration dieser ätherischen Öle in unsere tägliche Routine kann die Art und Weise, wie wir den täglichen Herausforderungen begegnen, verändern und dazu beitragen, das emotionale Gleichgewicht zu erhalten und eine positive Atmosphäre um uns herum zu kultivieren.

Unterstützung des Immunsystems durch Aromatherapie

Auf unserem Weg zu einem robusten Immunsystem bietet die Aromatherapie ein faszinierendes Panorama an ätherischen Ölen, von denen jedes sein eigenes einzigartiges Potenzial zur Stärkung der natürlichen Abwehrkräfte des Körpers besitzt.

Anhand von Düften, die als Elixier des Wohlbefindens gelten, erkunden wir, wie diese aromatischen Essenzen zu wertvollen Verbündeten bei der Unterstützung der Gesundheit werden können.

Eukalyptus mit seinem frischen, balsamischen Duft ist eine wichtige Wahl für alle, die eine Erleichterung für die Atemwege suchen. Seine Verbreitung schafft eine erfrischende und befreiende Atmosphäre und bietet eine sanfte Unterstützung in Zeiten der Krankheit.

Weihrauch mit seiner reichen, umhüllenden Essenz ist bekannt für seine entzündungshemmenden und immunstimulierenden Eigenschaften. Das Diffundieren dieses ätherischen Öls kann dazu beitragen, eine friedliche und geschützte Umgebung zu schaffen, die Meditation zu fördern und einen subtilen, aber wirksamen Schutz zu bieten.

Die Pfefferminze mit ihrem lebendigen, mentholhaltigen Aroma ist für ihre anregenden Eigenschaften bekannt. Das Diffundieren dieses ätherischen Öls kann sofortige Linderung verschaffen, während die verdünnte Anwendung auf der Haut belebend und erfrischend wirkt.

Die Römische Kamille mit ihrer sanften Süße beruhigt nicht nur die Seele, sondern unterstützt auch entspannend das Immunsystem. Ein Diffusor vor dem Schlafengehen kann einen erholsamen Schlaf fördern, während eine verdünnte Anwendung auf der Haut beruhigend wirken kann.

Wacholder, mit seinem holzigen, erdigen Duft, wird für seine entzündungshemmenden Eigenschaften geschätzt. Das Diffundieren dieses ätherischen Öls kann eine Atmosphäre schaffen, die das allgemeine Wohlbefinden fördert.

Wenn wir diese ätherischen Öle in unsere tägliche Routine einbeziehen, ist das so, als würden wir unserem Körper und unserem Geist täglich eine heilende Berührung geben. Durch die aromatischen Nuancen dieser Essenzen tauchen wir in eine Welt des Wohlbefindens ein und kanalisieren die Kraft der Natur, um unsere Gesundheit auf ausgewogene und angenehme Weise zu erhalten.

KAPITEL 5

AROMATHERAPIE UND SCHÖNHEIT

Auf dem zeitlosen Weg zur Schönheit ist die Aromatherapie eine faszinierende, multisensorische Kunst, bei der ätherische Öle zur Essenz der Selbstfürsorge werden.

Diese uralte Disziplin, verwoben mit umhüllenden Düften und heilenden Kräften, verschmilzt mit dem modernen Konzept der Schönheit und umfasst eine ganzheitliche Vision, die über oberflächliche Erscheinungen hinausgeht.

Aromatherapie und Schönheit verflechten sich in einer harmonischen Umarmung, in der Aromen zu Katalysatoren des Wohlbefindens für Geist, Körper und Seele werden.

In dieser Einführung erkunden wir die bezaubernde Welt, in der Düfte zu einem festen Bestandteil des täglichen Rituals werden und in Harmonie mit der Natur unsere innere und äußere Schönheit unterstreichen.

Düfte, die Sinne und Emotionen wecken Die Aromatherapie manifestiert sich als eine Symphonie von Essenzen, die sanft mit unseren Sinnen tanzen. Von der eleganten Lavendelblüte bis zum kräftigen Aroma des Eukalyptus - jede Duftnote hat ein transformatives Potenzial.

Diese Düfte sorgen nicht nur für eine umhüllende Aura, sondern werden auch zu Verbündeten, die beruhigen, beleben oder Gelassenheit einflößen können, je nach den Bedürfnissen des Augenblicks.

Wohlbefinden auf der Haut Schönheit, die von Wohlbefinden durchdrungen ist, findet in der Aromatherapie einen idealen Begleiter. Ätherische Öle, die reich an nährenden und regenerierenden Eigenschaften sind, wirken auf der Haut wie kostbare Elixiere. Von üppiger Rose bis zu raffiniertem Weihrauch nähren diese Öle nicht nur die Haut, sondern stimulieren auch die ihr innewohnende Vitalität und sorgen für einen Glanz, der innere Gesundheit und Ausgeglichenheit widerspiegelt.

Aromatische Rituale für die Selbstpflege Die Aromatherapie wird zu einem täglichen Ritual der Selbstpflege, bei dem wir in eine sinnliche Dimension eintauchen, die über die reine Ästhetik hinausgeht. Von entspannenden Aromabädern bis hin zu Gesichtsmasken, die mit verjüngenden Düften versetzt sind, wird jede Geste zu einem Akt der Selbstliebe. Diese Rituale verwöhnen nicht nur die Sinne, sondern bieten auch die Möglichkeit, das innere Gleichgewicht wiederherzustellen und die eigene Mitte wiederzufinden.

Die tiefe Verbindung zwischen Körper und Geist Bei dieser Suche nach Schönheit durch Aromatherapie kommt eine grundlegende Wahrheit zum Vorschein: die unauflösliche Verbindung zwischen Körper und Geist. Aromen dringen tief in unser Wesen ein und beeinflussen unseren Gemütszustand und unsere Wahrnehmung von uns selbst.
Schönheit wird so zum Spiegelbild eines inneren Gleichgewichts, das von einer duftenden Synergie genährt wird, die jeden Aspekt unserer Existenz einschließt.

Bei dieser Erkundung der **Aromatherapie und der Schönheit** werden wir in die Tiefen einer tausendjährigen Praxis eintauchen, die weiterhin unseren ästhetischen Geist weckt und die Schönheit in all ihrem Reichtum und ihrer Vielfalt feiert. Ob ein Hauch von Lavendel bei Sonnenuntergang oder der zarte Duft von Rosen am Morgen - die Aromatherapie ist eine ständige Einladung, die zeitlose Schönheit zu entdecken, die in uns selbst wohnt.

Hautpflege: geeignete ätherische Öle

Im weiten Reich der Aromatherapie entpuppen sich ätherische Öle als aromatische Schätze, die über ihren Duft hinaus wertvolle Hautpflege bieten.

Dieses Unterkapitel befasst sich mit dem Reichtum an ätherischen Ölen, die für die Hautpflege geeignet sind, und enthüllt ihre regenerierende und nährende Kraft, die zu einer strahlenden, natürlichen Schönheit beiträgt.

Hagebutte (Rosa rubiginosa): Das ätherische Öl der Hagebutte ist ein Elixier der Hautregeneration. Dieses Öl ist reich an essentiellen Fettsäuren und Vitamin C. Es spendet tiefenwirksam Feuchtigkeit, hilft bei der Verringerung von Narben und Hautunreinheiten und stimuliert die Kollagenproduktion für eine elastische und jugendliche Haut.

Lavendel **(Lavandula angustifolia):** Lavendel ist nicht nur ein entspannender Duft, sondern auch ein hervorragender Verbündeter in der Hautpflege. Dank seiner entzündungshemmenden und heilenden Eigenschaften ist er ideal, um gereizte Haut zu beruhigen, Akne und Akne-Rosacea zu lindern und einen klaren, ebenmäßigen Teint zu fördern.

Teebaum (Melaleuca alternifolia): Das für seine antibakteriellen und entzündungshemmenden Eigenschaften bekannte ätherische Teebaumöl ist ein wertvoller Verbündeter bei der Bekämpfung von Akne und Hautunreinheiten. Seine gezielte Anwendung kann dazu beitragen, eine klare und von Unreinheiten freie Haut zu erhalten.

Römische Kamille (Anthemis nobilis): Das ätherische Öl der Römischen Kamille ist aufgrund seiner Sanftheit perfekt geeignet, um empfindliche Haut zu beruhigen und Entzündungen zu lindern. Als Zusatz zu feuchtigkeitsspendenden Cremes oder Trägerölen kann es gereizte oder gerötete Haut beruhigen.

Weihrauch (Boswellia carterii): Weihrauch ist für seine regenerierenden und Anti-Aging-Eigenschaften bekannt. Mit seiner Fähigkeit, die Zellregeneration zu fördern, kann dieses ätherische Öl dazu beitragen, das Erscheinungsbild von Falten zu reduzieren und den Hautton zu verbessern, so dass Sie ein strahlendes, jugendliches Aussehen erhalten.

Karotte (Daucus carota): Reich an Beta-Carotin und Vitamin A ist das ätherische Öl der Karotte ein wertvoller Verbündeter für eine gesunde Haut. Es hilft, die Zellerneuerung zu stimulieren, verbessert die Elastizität und kann Narben und Hautunreinheiten glätten.

Empfohlene Anwendungsmöglichkeiten:

1. **Verdünnung:** Ätherische Öle sollten vor der Anwendung auf der Haut mit einem Trägeröl verdünnt werden, um Hautreizungen zu vermeiden.

2. **Feuchtigkeitscreme:** Geben Sie ein paar Tropfen ätherisches Öl in Ihre gewohnte Feuchtigkeitscreme, um die Haut besser zu pflegen.

3. **Gesichtsmasken:** Integrieren Sie ätherische Öle in Do-it-yourself-Gesichtsmasken für besondere Vorteile.

4. **Aromabad:** Geben Sie einige Tropfen ätherischer Öle in das Badewasser, um ein entspannendes und wohltuendes Erlebnis für die Haut zu schaffen.

5. **Massage:** Mischen Sie die ätherischen Öle mit einem Trägeröl für eine regenerierende und nährende Massage.

Die sorgfältige und bewusste Verwendung dieser ätherischen Öle in der Hautpflege kann unsere Schönheitsroutine in ein Selbstpflegeritual verwandeln, das die Natur umarmt und die authentische Schönheit feiert.

Gesundes, glänzendes Haar: Aromatherapie für die Haarpflege

Ätherische Öle stammen aus der Aromatherapie und erweisen sich als wertvolle Begleiter bei der Suche nach gesundem, glänzendem und gepflegtem Haar.

In diesem Unterkapitel werden neue aromatische Essenzen erforscht, die einige traditionelle Kräuter durch ebenso wohltuende Alternativen ersetzen und das transformative Potenzial von ätherischen Ölen in der Haarpflege aufzeigen.

Palmarosa (Cymbopogon martinii): Das ätherische Öl der Palmarosa mit seinem süßlich-blumigen Aroma ist ein Schatz für gesundes Haar. Seine feuchtigkeitsspendenden und ausgleichenden Eigenschaften machen es ideal, um die Kopfhaut in optimalem Zustand zu halten und die Haarstruktur zu verbessern.

Atlaszeder (Cedrus atlantica): Mit seinem holzigen, erdigen Duft ist das ätherische Öl der Atlaszeder ein Verbündeter für das Haarwachstum. Seine stimulierenden Eigenschaften können die Durchblutung der Kopfhaut fördern und so zu kräftigerem, gesünderem Haar beitragen.

Krauseminze (Mentha spicata): Das frische und belebende ätherische Öl der Spearmint ist eine ausgezeichnete Wahl für alle, die ein reinigendes und anregendes Gefühl suchen. Es hilft, Juckreiz auf der Kopfhaut zu lindern und kann ein Gefühl der Frische vermitteln.

Deutsche Kamille (Matricaria chamomilla): Mit seiner beruhigenden Sanftheit ist das ätherische Öl der deutschen Kamille eine entspannende Alternative. Seine entzündungshemmenden Eigenschaften können eine gereizte Kopfhaut beruhigen und zu einem Gefühl der Ruhe beitragen.

Jasmin (Jasminum grandiflorum): Das ätherische Jasminöl mit seinem blumigen, umhüllenden Duft ist für seine Fähigkeit bekannt, trockenes und geschädigtes Haar zu nähren. Es verleiht der Haarpflege eine luxuriöse Note und hinterlässt einen köstlichen Duft.

Bitterorange **(Citrus aurantium): Das** ätherische Öl der Bitterorange mit seinem Zitrusduft ist ein Verbündeter für Sauberkeit und Vitalität. Es kann helfen, Fettigkeit zu kontrollieren und dem Haar einen erfrischenden Duft zu verleihen.

Empfohlene Anwendungsmöglichkeiten:

<u>Kopfhautmassage</u>: Mischen Sie ein paar Tropfen des ätherischen Öls mit einem Trägeröl und massieren Sie die Kopfhaut sanft, um die Durchblutung anzuregen.

<u>Zusatz zu Shampoo oder Spülung</u>: Geben Sie einige Tropfen ätherisches Öl in Ihr Shampoo oder Ihre Spülung, um die allgemeine Gesundheit Ihres Haares zu verbessern.

Haarmasken: Kreieren Sie nährende Haarmasken, indem Sie ätherische Öle zu Zutaten wie Honig, Joghurt oder Kokosnussöl hinzufügen.

<u>Aromaspray</u>: Mischen Sie es mit Wasser in einem Zerstäuber und sprühen Sie es auf das Haar für einen frischen, duftenden Hauch.

Indem wir mit diesen neuen Essenzen experimentieren, können wir unser Aromatherapie-Erlebnis für die Haarpflege individuell gestalten, das nicht nur spezifische Bedürfnisse erfüllt, sondern auch unsere Sinne mit einzigartigen, umhüllenden Düften kitzelt

Natürliche Behandlungen für Akne: Der Aromatherapie-Ansatz für die Hautpflege

Die Aromatherapie erweist sich als mächtiger Verbündeter bei der Behandlung von Akne. Sie bietet natürliche Behandlungen, die über konventionelle Produkte hinausgehen.

Dieses Unterkapitel befasst sich mit dem therapeutischen Potenzial einiger weniger gebräuchlicher ätherischer Öle und zeigt auf, wie diese kostbaren Essenzen helfen können, Akne zu lindern, Entzündungen zu reduzieren und eine klare, strahlende Haut zu fördern.

Patchouli (Pogostemon cablin): Das ätherische Patchouliöl mit seinem reichen, erdigen Aroma hat heilende und entzündungshemmende Eigenschaften. Bei lokaler Anwendung kann es helfen, Entzündungen zu lindern und die schnelle Heilung von Hautunreinheiten zu fördern.

Niaouli (Melaleuca quinquenervia): Ähnlich wie der Teebaum ist das ätherische Öl von Niaouli für seine antibakteriellen Eigenschaften bekannt. In verdünnter Form angewendet, kann es bei der Behandlung von Akne eine Rolle spielen, indem es die Haut von unerwünschten Bakterien freihält.

Zypresse (Cupressus sempervirens): Das ätherische Öl der Zypresse ist adstringierend und kann helfen, die Talgproduktion zu kontrollieren. In Cremes oder Lotionen eingearbeitet, kann es bei zu Akne neigender Haut und bei fettiger Haut hilfreich sein.

Geranie (Pelargonium graveolens): Mit seinem blumigen Aroma kann das ätherische Öl der Geranie helfen, die Talgproduktion auszugleichen. Als Zusatz zu Cremes oder Tonics kann es ein Allheilmittel für problematische Haut sein.

Rosenholz (Aniba rosaeodora): Das ätherische Öl von Rosenholz ist für seine regenerierenden und beruhigenden Eigenschaften bekannt. Seine verdünnte Anwendung kann helfen, Entzündungen zu lindern und die schnelle Heilung kleiner Hautverletzungen zu fördern.

Empfohlene Anwendungsmöglichkeiten:

1. **Angemessene** Verdünnung: Ätherische Öle sollten vor der Anwendung auf der Haut mit einem Trägeröl verdünnt werden, um Reizungen zu vermeiden.

2. **Punktuelle Anwendung:** Tragen Sie das Produkt mit einem Wattestäbchen oder -pad direkt auf die betroffenen Stellen auf, um sie gezielt zu pflegen.

3. **Maßgeschneiderte Feuchtigkeitscreme:** Geben Sie einige Tropfen ätherischer Öle in Ihre tägliche Feuchtigkeitscreme, um eine vollständige Aknepflege zu erhalten.

4. Do-it-yourself-Masken: Kreieren Sie Gesichtsmasken mit Tonerde und ein paar Tropfen ätherischer Öle, die zur Entgiftung und Tiefenreinigung der Haut geeignet sind.

5. **Aromatisches** Dampfen: Geben Sie während der Gesichtsbehandlung ätherische Öle in den Dampf, um eine entspannende und wohltuende Erfahrung zu machen.

Indem wir mit diesen weniger gebräuchlichen ätherischen Ölen experimentieren, können wir unsere Aromatherapie-Erfahrung für eine Aknebehandlung anpassen, die nicht nur spezifische Bedürfnisse erfüllt, sondern auch unsere Sinne mit einzigartigen, umhüllenden Düften kitzelt

Körperpflege mit ungewöhnlichen Aromen: Ätherische Öle für authentisches Wohlbefinden

Natürlich werden wir im Detail erforschen, wie diese ungewöhnlichen Kräuter in die Körperpflege-Routine integriert werden können, um eine sinnliche und therapeutische Dimension hinzuzufügen.

1. **Santalum Album (Ätherisches Sandelholzöl):**

   - **Körperreinigungsmittel:** Geben Sie ein paar Tropfen ätherisches Sandelholzöl in Körperreinigungsmittel, um eine duftende und entspannende Reinigung zu erzielen.

   - **Massageöl:** Mischen Sie es mit einem Trägeröl, um ein feuchtigkeitsspendendes, duftendes Massageöl zu erhalten, das ideal ist, um die Haut nach einem Bad oder einer Dusche zu pflegen.

2. **Vetiveria Zizanioides (Ätherisches Öl von Vetiver):**

   - **Natürliche Deodorants:** Mischen Sie ätherisches Vetiveröl mit Trägerölen wie Kokosnussöl, um ein natürliches Deodorant mit einem erdigen, maskulinen Duft herzustellen.

3. **Citrus Bergamia (Ätherisches Öl der Bergamotte):**

   - **Gesichtsreiniger:** Geben Sie einige Tropfen ätherisches Bergamotteöl in Gesichtsreiniger oder Gesichtswasser für eine frische, belebende Reinigung.

   - **Körperöl:** Mischen Sie es mit Süßmandelöl, um ein leichtes, duftendes Körperöl herzustellen.

4. **Myristica Fragrans (Ätherisches Muskatnussöl):**

- **Handreinigungsmittel:** Geben Sie ein paar Tropfen ätherisches Muskatnussöl in Handreinigungsmittel, um eine warme, umhüllende Reinigung zu erzielen.

- **Körperpeeling:** Mischen Sie es mit Zucker und Kokosnussöl, um ein aromatisches Körperpeeling herzustellen.

5. **Helichrysum Italicum (Ätherisches Helichrysum-Öl):**

- **Feuchtigkeitspflege:** Geben Sie ein paar Tropfen ätherisches Helichrysum-Öl in die Feuchtigkeitspflege für das Gesicht, um die Regeneration der Haut zu fördern.

- **Anti-Ageing-Seren:** Mischen Sie es mit Jojobaöl, um ein Anti-Ageing-Serum herzustellen, das die Haut nährt und schützt.

6. **Cistus Ladanifer (Ätherisches Öl von Cistus Labdanum):**

- **Körpersprays:** Geben Sie einige Tropfen des ätherischen Öls von Cistus labdanum in ein Körperspray, um eine geheimnisvolle, umhüllende Wirkung zu erzielen.

- **Badeöl:** Mischen Sie es mit Süßmandelöl für ein reichhaltiges und duftendes Badeerlebnis.

Diese Anwendungen ermöglichen eine einzigartig personalisierte persönliche Hygieneroutine. So entstehen maßgeschneiderte Produkte, die nicht nur reinigen und Feuchtigkeit spenden, sondern durch die ätherischen Öle dieser ungewöhnlichen Kräuter auch sensorische und therapeutische Vorteile bieten. Der Schlüssel ist immer die richtige Verdünnung und die individuelle Empfindlichkeit gegenüber Düften und Inhaltsstoffen.

KAPITEL 6

ÄTHERISCHE ÖLE IN DER KÜCHE

Willkommen zu einer noch nie dagewesenen kulinarischen Reise, die über das Herkömmliche hinausgeht und die einzigartige Kunst der Verwendung ätherischer Öle in der Küche umfasst. I

n diesem Kapitel tauchen wir in die faszinierende Welt der konzentrierten Aromen ein und entdecken, wie diese aus aromatischen Pflanzen gewonnenen Öle die Zubereitung von Speisen in ein unvergleichliches sensorisches Erlebnis verwandeln können.

Stellen Sie sich vor, Sie öffnen Ihren Vorratsschrank und stehen vor einem Arsenal kraftvoller, konzentrierter Aromen, die selbst die gewöhnlichsten Rezepte in außergewöhnliche kulinarische Werke verwandeln können.

Indem sie die Essenz von Kräutern, Gewürzen und anderen Pflanzen einfangen, werden ätherische Öle zu dem verborgenen Geheimnis hinter jedem Gericht und verleihen ihm eine unvergleichliche Tiefe und Intensität.

Auf unserer Reise geht es nicht nur um die Vielfalt der Aromen, sondern auch um die grenzenlose Kreativität, die sich aus der Erkundung der Welt der aromatischen Kräuter und exotischen Gewürze ergibt.

Die Küche wird zu einem Labor, einem fruchtbaren Boden für das Experimentieren mit ungewöhnlichen Kombinationen, die jedes Gericht zu einer einzigartigen Kreation machen.

Aber ätherische Öle sind mehr als nur Geschmacksträger. Sie verleihen nicht nur Geschmack, sondern auch ernährungsphysiologischen Nutzen und gesundheitsfördernde Eigenschaften.

Dies ist das Versprechen einer Küche, die über die Oberfläche hinausgeht und einen umfassenderen Ansatz für Ernährung und Wellness verfolgt.

Um sich in diese neue kulinarische Welt zu wagen, ist es wichtig, die richtige Dosierung und Verdünnung zu kennen.

Präzision ist der Schlüssel, um sicherzustellen, dass die ätherischen Öle aufeinander abgestimmt sind und den Gaumen bereichern, ohne ihn zu überfordern.

In diesem Kapitel lade ich Sie ein, einzigartige Rezepte zu erforschen, sich auf Innovationen einzulassen und mit Vertrauen zu experimentieren. Ätherische Öle werden so nicht nur zu Zutaten, sondern zu Reisebegleitern, die jede Zubereitung zu einem einzigartigen kulinarischen Erlebnis machen.

Ganz gleich, ob Sie ein leidenschaftlicher Koch oder ein Anfänger auf der Suche nach Inspiration sind, dieses Kapitel ist eine Einladung, einen Hauch von Innovation in Ihre alltägliche Küche zu bringen. Ätherische Öle sind der geheime Schlüssel, um Aromen zu intensivieren und Ihre kulinarische Kunst zu neuen Höhen zu führen.

KULINARISCHE REZEPTE MIT NATÜRLICHEN AROMEN

Auf unserer Reise durch die Welt der ätherischen Öle in der Küche ist es nun an der Zeit, in kulinarische Rezepte einzutauchen, die das volle Potenzial der natürlichen Aromen ausschöpfen.

Dieses Unterkapitel bietet eine praktische Erfahrung und führt Sie durch faszinierende und köstliche Gerichte, die durch die konzentrierte Magie ätherischer Öle bereichert werden.

1. Raffinierte Vorspeise: Carpaccio aus Tomate und Basilikum mit Zitrone:

- **Zutaten:**
    - Dünn geschnittene reife Tomaten
    - Frische Basilikumblätter
    - Ätherisches Zitronenöl
    - Salz und Pfeffer

- **Vorbereitung:**
    - Richten Sie die Tomatenscheiben auf einem Teller an.
    - Legen Sie die Basilikumblätter zwischen die Tomatenscheiben.
    - Beträufeln Sie das Carpaccio mit ein paar Tropfen ätherischem Zitronenöl.
    - Mit Salz und Pfeffer abschmecken.

2. aromatischer erster Gang: Rosmarin-Zitronen-Risotto:

- **Zutaten:**
  - Arborio Reis
  - Gemüsebrühe
  - Ätherisches Öl von Rosmarin
  - Geriebene Zitronenschale
  - Parmesankäse
- **Vorbereitung:**
  - Braten Sie den Reis in einer Pfanne mit Rosmarinöl an.
  - Geben Sie nach und nach die Gemüsebrühe hinzu und kochen Sie weiter.
  - Vor dem Servieren geriebene Zitronenschale und Parmesankäse hinzufügen.

3. Faszinierendes Hauptgericht: Hähnchen mit Lavendel und Honig:

- **Zutaten:**

  - Hühnerbrust

  - Honig

  - Ätherisches Lavendelöl

  - Salz und Pfeffer

- **Vorbereitung:**

  - Marinieren Sie die Hähnchenbrust mit Honig, ätherischem Lavendelöl, Salz und Pfeffer.

  - Kochen Sie das Huhn, bis es goldbraun und gar ist.

  - Vor dem Servieren mit einer Honig-Lavendel-Sauce glasieren.

4. Exotisches Dessert: Vanille Panna Cotta mit Zitrusfrüchten:

- **Zutaten:**

  - Frische Sahne

  - Zucker

  - Gelee

  - Ätherisches Öl Vanille

  - Gemischte Zitrusfrüchte (Orangen, Grapefruits)

- **Vorbereitung:**

  - Kochen Sie die Sahne mit dem Zucker und dem ätherischen Vanilleöl.

  - Fügen Sie Gelatine hinzu, um eine cremige Konsistenz zu erhalten.

- Gießen Sie die Panna Cotta in Formen und stellen Sie sie in den Kühlschrank.

- Mit frischen Zitrusfruchtstücken servieren.

Diese Rezepte bieten nur einen Vorgeschmack auf die kulinarischen Möglichkeiten mit ätherischen Ölen. Experimentieren Sie ruhig, passen Sie die Dosierung an Ihren Geschmack an und lassen Sie sich von den natürlichen Aromen auf Ihrer gastronomischen Reise leiten. Ganz gleich, ob Sie ein kulinarisches Abenteuer erleben oder Ihre Gäste überraschen wollen, diese Rezepte verkörpern die Essenz der kreativen und schmackhaften Küche.

VERBESSERTER GESCHMACK UND GESUNDHEIT

In diesem ausführlichen Beitrag über die Verbesserung des Geschmacks und die Förderung der Gesundheit durch ätherische Öle in der Küche werden wir untersuchen, wie diese Essenzen unsere Gerichte nicht nur geschmacklich, sondern auch gesundheitlich bereichern können.

1. **Ausgewogene Aromatisierung mit ätherischem Thymianöl:**

- Wohltuende Eigenschaften: Thymian ist für seine antioxidativen und antibakteriellen Eigenschaften bekannt. Das ätherische Öl des Thymians kann, wenn es vorsichtig dosiert wird, eine großartige Ergänzung sein, um den Geschmack zu verbessern und die Gesundheit der Verdauung zu fördern.

- Praktische Anwendung: Geben Sie einen Tropfen ätherisches Thymianöl in Suppen, Eintöpfe oder Soßen, um eine aromatische Note zu erhalten, die den Geschmack intensiviert und zu einem gesunden Verdauungssystem beiträgt.

2. **Lebendiger Geschmack mit ätherischem Ingweröl:**

- Wohltuende Eigenschaften: Ingwer ist für seine entzündungshemmenden und verdauungsfördernden Eigenschaften bekannt. Das ätherische Ingweröl verleiht ihm eine würzige, wärmende Note, die den Gaumen anregt und die Verdauung fördern kann.

- Praktische Anwendung: Ein Tropfen ätherisches Ingweröl in einem Smoothie, einer Fleischmarinade oder sogar in einem Tee kann lebendige Gerichte zum Leben erwecken und das Wohlbefinden der Verdauung fördern.

3. **Natürliche Süße mit ätherischem Orangenöl:**

- Wohltuende Eigenschaften: Die Orange wird mit Vitamin C und Antioxidantien in Verbindung gebracht. Ätherisches Orangenöl verleiht Gerichten eine natürliche Süße und bringt das nützliche Potenzial von Zitrusfrüchten mit sich.

- Praktische Anwendung: Geben Sie ein paar Tropfen ätherisches Orangenöl in Salatdressings, Desserts oder sogar Fleischgerichte, um eine frische, süße Note zu erhalten, die den Gaumen erfreut.

4. **Aromatisches Gleichgewicht mit ätherischem Minzöl:**

- Wohltuende Eigenschaften: Die Minze ist für ihre verdauungsfördernden und erfrischenden Eigenschaften bekannt. Das ätherische Öl der Minze sorgt für eine erfrischende Note, die das Verdauungssystem beruhigen und den Gaumen beleben kann.

- Praktische Anwendung: Geben Sie einen Tropfen des ätherischen Minzöls in Desserts, heiße Getränke oder sogar in eine Marinade für ein Fleischgericht. Seine Frische verstärkt den Geschmack und verleiht einen Hauch von Vitalität.

5. **Salzbehandlung mit ätherischem Rosmarinöl:**

- Wohltuende Eigenschaften: Rosmarin wird mit antioxidativen und entzündungshemmenden Eigenschaften in Verbindung gebracht. Das ätherische Öl von Rosmarin kann in einigen Rezepten den Bedarf an Salz verringern und so dazu beitragen, die Natriumaufnahme zu kontrollieren.

- Praktische Anwendung: Geben Sie einen Tropfen ätherisches Rosmarinöl zu Gerichten wie Bratkartoffeln, gegrilltem Gemüse oder sogar Fleisch für einen kräftigen Geschmack ohne übermäßiges Salz.

6. Wichtige Überlegungen:

- Angemessene Dosierung: Ätherische Öle sind stark, daher ist die Dosierung entscheidend. Ein oder zwei Tropfen können den Unterschied ausmachen. Beginnen Sie also bescheiden und dosieren Sie je nach persönlichem Geschmack.

- Qualitätsentscheidungen: Verwenden Sie nur hochwertige ätherische Öle, die für die innere Anwendung geeignet sind. Vergewissern Sie sich, dass sie als 'lebensmittelecht' gekennzeichnet sind.

Der ausgewogene Einsatz von ätherischen Ölen in der Küche kann nicht nur den Geschmack von Gerichten verbessern, sondern auch gesundheitliche Vorteile mit sich bringen. Der Schlüssel dazu ist, vorsichtig zu experimentieren und die aromatische Komplexität und die ernährungsphysiologischen Vorteile zu schätzen, die diese konzentrierten Öle bieten können.

VORSICHTSHINWEISE UND EMPFOHLENE DOSIERUNGEN

Die Welt der ätherischen Öle in der Küche zu erforschen, ist ein faszinierendes kulinarisches Abenteuer, aber es ist wichtig, dass Sie dies mit Bewusstsein und Sorgfalt tun.

In diesem Unterkapitel finden Sie ausführliche Hinweise zu Vorsichtshinweisen und empfohlenen Dosierungen, um eine sichere und wirksame Verwendung von ätherischen Ölen bei der Zubereitung von Mahlzeiten zu gewährleisten.

1. Eigenschaften von ätherischen Ölen:

- **Kauf von lebensmittelechten Ölen:** Wählen Sie immer lebensmittelechte ätherische Öle von seriösen Anbietern. Vergewissern Sie sich, dass sie als sicher für den Verzehr gekennzeichnet sind.

2. Angemessene Dosierung:

- **Die Kraft der Tropfen:** Ätherische Öle sind extrem konzentriert, so dass oft schon ein oder zwei Tropfen ausreichen, um den Geschmack einer Zubereitung zu beeinflussen. Beginnen Sie mit minimalen Dosierungen und fügen Sie je nach persönlichem Geschmack hinzu.

3. Vorsichtiges Verwässern:

- **Verwendung mit Trägerölen:** Wenn ätherische Öle verdünnt werden müssen, entscheiden Sie sich für Trägeröle wie

Kokosnuss-, Süßmandel- oder Olivenöl, um eine gleichmäßige Verteilung zu gewährleisten und das Risiko von Hautreizungen zu verringern.

4. Individuelle Sensibilität:

- **Bedenken Sie Allergien:** Bevor Sie ein neues ätherisches Öl verwenden, machen Sie einen kleinen Patch-Test, um allergische Reaktionen auszuschließen. Achten Sie besonders auf Menschen mit bekannten Allergien oder empfindlicher Haut.

5. Achten Sie auf Geschmacksvariationen:

- **Persönlicher Geschmack:** Ätherische Öle können in ihrer Geschmacksintensität stark variieren. Respektieren Sie den persönlichen Geschmack und berücksichtigen Sie die Vorlieben der Gäste, wenn Sie sie in kulinarischen Zubereitungen verwenden.

6. Ätherische Öle, die Sie beim Kochen vermeiden sollten:

- **Zu kräftige Öle:** Einige ätherische Öle, wie Zimt oder Nelken, können zu intensiv sein, wenn sie in großen Mengen verwendet werden. In der Regel reicht ein Tropfen aus, um den Geschmack zu beeinflussen.

7. Informationen zu Pflanzenspezifikationen:

- **Sichere Essenzen:** Es ist wichtig, die Besonderheiten der Pflanze zu kennen. Das ätherische Öl von Basilikum zum

Beispiel kann variieren, und manche Sorten eignen sich besser zum Kochen als andere.

8. Angemessene Konservierung:

- **Kühler und trockener Ort:** Bewahren Sie ätherische Öle vor direktem Sonnenlicht und Wärmequellen auf, um ihre Frische und Wirksamkeit zu erhalten.

9. Konsultation eines Fachmanns:

- **Bei innerer Anwendung: Im** Zweifelsfall oder bei längerer innerer Anwendung ist es ratsam, einen erfahrenen Mediziner oder Aromatherapeuten zu konsultieren.

10. Schrittweises Experimentieren:

- **Fügen Sie sie** nach und nach **hinzu:** Wenn Sie mit neuen ätherischen Ölen experimentieren, fügen Sie sie nach und nach zu den Rezepten hinzu, um ihre Auswirkungen auf den Geschmack und die individuelle Reaktion zu beurteilen.

Mit diesen Vorsichtsmaßnahmen und Dosierungsrichtlinien kann die kulinarische Erfahrung mit ätherischen Ölen sicher, zufriedenstellend und köstlich kreativ sein.

Der Schlüssel zum Erfolg liegt im bewussten und verantwortungsvollen Experimentieren, um sicherzustellen, dass jeder hinzugefügte Tropfen nicht nur einen lebendigen Geschmack, sondern auch einen maximalen gesundheitlichen Nutzen mit sich bringt.

KAPITEL 7

ERSTELLUNG VON MASSGESCHNEIDERTEN MISCHUNGEN

Willkommen zum Kapitel über die Erstellung individueller Mischungen mit ätherischen Ölen. Diese Aromatherapie-Reise bietet Ihnen die Möglichkeit, die geheime Sprache der Aromen zu erkunden und einzigartige Düfte zu kreieren, die Ihre Individualität widerspiegeln.

Bevor wir beginnen, ist es wichtig, die Eigenschaften der ätherischen Öle zu verstehen, denn jedes Aroma hat eine einzigartige Wirkung auf Körper und Geist.

Die Kunst, maßgeschneiderte Mischungen zu kreieren, gibt Ihnen die Freiheit, die Öle an Ihre speziellen Bedürfnisse anzupassen.

Ob zur Förderung der Entspannung, zur Verbesserung der Konzentration oder zum Abbau von Stress, jede Mischung kann individuell zusammengestellt werden. Die richtigen Hilfsmittel, wie dunkle Glasflaschen und Trägeröle, sind unerlässlich, um Ihre kostbaren Kreationen sorgfältig aufzubewahren.

Im kreativen Prozess ist das Gleichgewicht der Schlüssel. Das Wissen um die aromatischen Noten, von den Kopfnoten, die einleitend wirken, bis zu den Basisnoten, die stabilisierend wirken, schafft eine harmonische Duftsinfonie.

Das Experimentieren mit verschiedenen Proportionen ist ein wesentlicher Bestandteil des Prozesses, bei dem jeder Tropfen einen Unterschied machen kann.

Die Kreation von Mischungen ist eine persönliche Kunst, ein Ausdruck des eigenen kreativen Instinkts und der persönlichen Vorlieben.

Auf Ihre Intuition zu hören und Öle auf der Grundlage von Gefühlen und Emotionen zu kombinieren, trägt zur Magie des Prozesses bei. Das Erkennen der synergetischen Wirkung von Ölen, die ihre Vorteile gegenseitig verstärken, verleiht Ihren Kreationen einen magischen Touch.

Die Dokumentation der von Ihnen kreierten Mischungen in einem Aromatherapie-Tagebuch wird zu einem wertvollen Reisebegleiter, in dem Sie Proportionen, Wirkungen und damit verbundene Gefühle festhalten. Das Kreieren von individuellen Mischungen ist mehr als nur eine Aromatherapie-Übung; es ist eine Möglichkeit, sich selbst durch Aromen zu manifestieren.

Ganz gleich, ob es sich um einen einzigartigen Duft, eine entspannende Mischung oder eine energetisierende Kombination handelt, die Kreation individueller Mischungen ist eine intime Erfahrung, die Sie dazu einlädt, Ihre sensorische Welt auf eine tiefe und bedeutungsvolle Weise zu erkunden.

GRUNDLEGENDE KONZEPTE BEIM MISCHEN ÄTHERISCHER ÖLE

In der faszinierenden Welt der ätherischen Ölmischungen erfordert die Fähigkeit, Aromen harmonisch zu kombinieren, ein gründliches Verständnis der grundlegenden Konzepte. Dieses Kapitel befasst sich mit den grundlegenden Elementen, die die Schaffung einzigartiger und ausgewogener Aromamischungen bestimmen.

1. Aromatische Noten:

- **Einführung in die Noten: Die** aromatischen Noten sind das Grundgerüst jeder Mischung. Die Kopf-, Herz- und Basisnoten tragen zu einem ausgewogenen und nachhaltigen Duft bei. Die Kopfnoten werden als erstes wahrgenommen, die Herznoten definieren den Charakter der Mischung, während die Basisnoten für Stabilität und Tiefe sorgen.

2. Riechende Familien:

- **Familien kennen:** Ätherische Öle werden oft in Geruchsfamilien eingeteilt, wie z.B. Zitrus, krautig, holzig, würzig, blumig, orientalisch und andere. Wenn Sie diese Familien kennen, können Sie Öle mit ähnlichen Profilen zu einer stimmigen Mischung kombinieren.

3. Mengen ausgleichen:

- **Experimentieren Sie mit den Proportionen:** Die Menge der einzelnen Öle in der Mischung ist entscheidend. Wenn Sie mit den Anteilen experimentieren, können Sie das perfekte Gleichgewicht finden. Eine gängige Regel lautet: Beginnen Sie mit weniger und fügen Sie dann mehr hinzu, denn es ist einfacher, die Intensität zu erhöhen als sie zu verringern.

4. Entscheidungen auf der Grundlage von Eigentum:

- **Assoziierte Vorteile:** Jedes ätherische Öl verfügt über spezifische Eigenschaften. Wenn Sie diese Vorteile mit Ihren Bedürfnissen kombinieren, entstehen gezielte Mischungen. So können Sie zum Beispiel entspannende Öle wie Lavendel mit anregenden Ölen wie Orange zu einer vielseitigen Mischung kombinieren.

5. Harmonie der Aromen:

- **Synergistische Interaktion: Die** Synergie zwischen Aromen ist ein Schlüsselkonzept. Einige ätherische Öle ergänzen sich gegenseitig und schaffen eine Mischung, die mehr ist als die Summe ihrer Teile. Wenn Sie diese Wechselwirkung verstehen, können Sie harmonische Synergien schaffen.

6. Verdunstungszeiten:

- **Bedenken Sie die Dauer:** Ätherische Öle haben unterschiedliche Verdunstungszeiten. Einige sind flüchtig und verbreiten sich schnell, während andere länger halten. Wenn Sie diese Zeiten berücksichtigen, können Sie Mischungen erstellen, die über einen längeren Zeitraum einen gleichbleibenden Duft haben.

7. Berücksichtigen Sie die Saisonalität:

- **Passen Sie sich den Jahreszeiten an:** Die Jahreszeit kann die olfaktorischen Vorlieben beeinflussen. Die Kreation von Mischungen, die den Jahreszeiten angepasst sind, kann das sensorische Erlebnis verstärken. Zum Beispiel holzige Winter- oder zitrusbetonte Sommermischungen.

8. Kreative Intuition:

- **Auf die Intuition hören:** Mixen ist eine kreative Kunst. Wenn Sie auf Ihre Intuition hören, Ihren Instinkten folgen und mutig experimentieren, können Sie einzigartige und persönliche Kombinationen entdecken.

Das Verständnis dieser grundlegenden Konzepte für das Mischen von ätherischen Ölen bildet eine solide Basis für die Erforschung und Verfeinerung der Kunst der Kreation von Duftmischungen. Egal, ob Sie Anfänger oder Experte sind, Kreativität und das Bewusstsein für diese Prinzipien werden Sie dabei unterstützen, maßgeschneiderte Düfte und Aromen zu kreieren, die Ihren Stil widerspiegeln und Ihren Bedürfnissen entsprechen

REZEPTE VON MISCHUNGEN FÜR VERSCHIEDENE BEDÜRFNISSE

Bei der Herstellung von ätherischen Ölmischungen ist die Fähigkeit, bestimmte Bedürfnisse anzusprechen, entscheidend. Dieses Kapitel bietet einen praktischen Leitfaden durch eine Reihe von Mischungsrezepten, die für eine Vielzahl von Bedürfnissen entwickelt wurden, von emotionalem Gleichgewicht bis hin zu geistiger Konzentration. Jedes dieser Rezepte wurde mit dem Ziel erstellt, ein maßgeschneidertes Aromatherapie-Erlebnis zu bieten.

1. Scrum 'Abendliche Ruhe' ausgleichen:

Zusammensetzung:

- 3 Tropfen Lavendel
- 2 Tropfen römische Kamille
- 2 Tropfen süße Orange

Verwertung:

- Verteilen Sie den Duft während der abendlichen Entspannung oder fügen Sie ihn einem entspannenden Bad hinzu, um einen ruhigen Schlaf zu fördern.

2. Belebende Mischung 'Vibrant Dawn':

Zusammensetzung:

- 3 Tropfen Pfefferminz
- 2 Tropfen Rosmarin
- 2 Tropfen Zitrone

Verwertung:

- Diffundieren Sie den Duft am Morgen, um geistige Klarheit und positive Energie zu fördern.

3. Konzentration 'Deep Study' Scrum:

Zusammensetzung:

- 3 Tropfen Rosmarin
- 2 Tropfen Zitrone
- 1 Tropfen Basilikum

Verwertung:

- Diffundieren Sie es während des Studiums oder der Arbeit, um die Konzentration und geistige Klarheit zu verbessern.

4. Sea Breeze' Erfrischender Mix:

Zusammensetzung:

- 3 Tropfen Eukalyptus
- 2 Tropfen Pfefferminz
- 1 Tropfen Zitrone

Verwertung:

- Diffundieren Sie, um die Luft zu reinigen und die Umgebung zu erfrischen.

6. **Beruhigendes 'Night Serenity' Gedränge:**

Zusammensetzung:

- 2 Tropfen Lavendel
- 2 Tropfen Bergamotte
- 1 Tropfen Ylang-Ylang

Verwertung:

- Geben Sie den Duft vor dem Schlafengehen in einen Diffuser, um sich zu entspannen und auf den Schlaf vorzubereiten.

7. **Free Breath' Restorative Scrum:**

Zusammensetzung:

- 2 Tropfen Teebaum
- 2 Tropfen Eukalyptus
- 1 Tropfen Pfefferminz

Verwertung:

- Geben Sie es in eine Schüssel mit warmem Wasser und machen Sie Inhalationen, um die Klarheit der Atemwege zu fördern.

7. Stressreduzierende Scrum-'Mentale Oase':

Zusammensetzung:

- 2 Tropfen Lavendel
- 2 Tropfen römische Kamille
- 1 Tropfen Vetiver

Verwertung:

- Diffundieren Sie es in Zeiten von Stress, um ein Gefühl der Ruhe und Gelassenheit zu fördern.

8. Harmonisierung von Scrum 'Inneres Gleichgewicht

Zusammensetzung:

- 2 Tropfen Patchouli
- 2 Tropfen Geranie
- 1 Tropfen Bergamotte

Verwertung:

- Verteilen Sie es während der Meditation oder Yoga-Praktiken, um das Gleichgewicht und die innere Verbindung zu fördern.

Diese Mischungsrezepte sind nur der Ausgangspunkt. Experimentieren Sie mit den ätherischen Ölen, die Sie am meisten ansprechen, und passen Sie die

Proportionen nach Ihren Vorlieben an. Die Herstellung individueller Mischungen ist eine praktische und sinnliche Möglichkeit, ätherische Öle in Ihr tägliches Leben einzubinden und Ihre spezifischen Bedürfnisse auf köstliche Weise zu erfüllen.

DIE MISCHUNGEN DEN JAHRESZEITEN ENTSPRECHEND ANPASSEN

Das Konzept der Anpassung von ätherischen Ölmischungen an die Jahreszeiten stellt eine außergewöhnliche Synergie zwischen Aromatherapie und natürlichen Zyklen dar. Dieser Ansatz ermöglicht es, die spezifischen Eigenschaften der ätherischen Öle zu nutzen, um auf die wechselnden Bedürfnisse von Körper und Geist im Laufe des Jahres zu reagieren.

Frühling: Florales Revival

Zusammensetzung:

- 3 Tropfen Lavendel
- 2 Tropfen Jasmin
- 1 Tropfen Zitrone

Verwertung:

- Verteilen Sie den Duft im Frühling, um ein Gefühl der Wiedergeburt und Frische zu erzeugen. Fügen Sie einer Körperlotion für einen frühlingshaften Duft hinzu.

Sommer: Solarenergie

Zusammensetzung:

- 3 Tropfen süße Orange

- 2 Tropfen Pfefferminz

- 1 Tropfen Bergamotte

Verwertung:

- Diffundieren Sie den Duft im Sommer, um Energie und Positiv-
  ität zu stimulieren. Kreieren Sie ein erfrischendes Körperspray
  für heiße Tage.

Herbst: Umhüllende Wärme

Zusammensetzung:

- 3 Tropfen Zimt

- 2 Tropfen süße Orange

- 1 Tropfen Patchouli

Verwertung:

- Diffundieren Sie im Herbst, um eine gemütliche Atmosphäre zu
  schaffen. Fügen Sie einer Massageölmischung eine umhüllende
  Note hinzu.

Winter: Warmer Komfort

Zusammensetzung:

- 3 Tropfen Fichte

- 2 Tropfen Ingwer

- 1 Tropfen Weihrauch

Verwertung:

- Diffundieren Sie ihn im Winter, um eine Atmosphäre der Behaglichkeit und Wärme zu schaffen. Geben Sie den Duft in einen Diffusor in der Nähe Ihres Schlafplatzes, um einen erholsamen Schlaf zu finden.

Wie Sie sich anpassen:

- **Integration von saisonalen Aromen:** Wählen Sie ätherische Öle, die die typischen Aromen der jeweiligen Jahreszeit widerspiegeln. Frische Zitrusfrüchte für den Sommer, leichte Blumen für den Frühling, warme Gewürze für den Herbst und harzige Noten für den Winter.

- **Berücksichtigen Sie die Bedürfnisse des Körpers:** Passen Sie die Mischungen auch an die körperlichen Bedürfnisse an. Zum Beispiel erfrischende Mischungen für den Sommer und beruhigende Mischungen für den Winter.

- **Kontinuität schaffen:** Um einen fließenden Übergang zwischen den Jahreszeiten zu schaffen, sollten Sie ätherische Öle mit sich überschneidenden Geschmacksprofilen verwenden, die saisonale Mischungen miteinander verbinden.

- **Experimentieren Sie mit den Proportionen:** Passen Sie die Proportionen der ätherischen Öle je nach persönlicher Vorliebe und den Bedürfnissen des Augenblicks an.

Die Anpassung der Mischungen an die Jahreszeiten ist eine wirkungsvolle Methode, um die Aromatherapiepraxis mit der umgebenden Natur und den inneren Rhythmen des Körpers in Einklang zu bringen. Dieser Ansatz schafft ein dynamisches und harmonisches aromatisches Erlebnis, das dem natürlichen Zyklus der Jahreszeiten folgt und einen Hauch von Wohlbefinden und Gleichgewicht in jede Jahreszeit bringt.

SCHLUSSFOLGERUNGEN

Nachdem Sie die vielen Dimensionen der Aromatherapie mit ätherischen Ölen erkundet haben, ist es wichtig, die wichtigsten Konzepte zusammenzufassen, die Sie auf dieser sensorischen Reise gelernt haben.

Diese Zusammenfassung bietet einen Überblick über die wichtigsten behandelten Themen und ist ein ausführlicher, praktischer Leitfaden für die bewusste Verwendung von ätherischen Ölen.

1. **Einführung in die Aromatherapie:**
   - Die Aromatherapie ist eine uralte Praxis, die ätherische Öle zur Verbesserung des körperlichen, emotionalen und geistigen Wohlbefindens einsetzt.
   - Ätherische Öle werden aus Pflanzen extrahiert und bieten durch ihren Duft und ihre natürlichen Chemikalien therapeutische Eigenschaften.

2. **Ätherische Öle für Einsteiger:**
   - Lavendel, Teebaum, Zitrone, Pfefferminze und süße Orange sind vielseitige ätherische Öle, die ideal für Anfänger sind.
   - Wir empfehlen, ätherische Öle vor der Anwendung zu verdünnen und die Empfindlichkeit zu testen.

3. **Sichere Vorgehensweise und praktische Tipps für Anfänger:**
   - Verwenden Sie eine geeignete Verdünnung mit Trägerölen, bevor Sie ätherische Öle auf die Haut auftragen.
   - Wenden Sie sich an einen Arzt, wenn Sie schwanger sind, stillen oder bereits eine Krankheit haben.

4. **Gewinnung und Produktion:**
   - Ätherische Öle werden durch Destillation, Pressung oder Kaltextraktion aus Pflanzen gewonnen.
   - Die Produktion erfordert Sorgfalt bei der Auswahl der Pflanzen, den richtigen Anbau und die Ernte zum richtigen Zeitpunkt.

5. **Klassifizierung und Arten von ätherischen Ölen:**
   - Ätherische Öle können nach ihren aromatischen Noten (Kopf,

Herz, Basis) und Geruchsfamilien klassifiziert werden.

- Jedes Öl hat spezifische Eigenschaften, die Geist und Körper auf unterschiedliche Weise beeinflussen.

6. **Extraktion und Produktion**
   - Die Extraktionsmethoden beeinflussen die Qualität der ätherischen Öle, wobei die Wasserdampfdestillation die häufigste Methode ist.
   - Die geografische Herkunft und die Reinheit der Pflanze beeinflussen die Qualität des Öls.

7. **Sichere Lagerung und Handhabung:**
   - Lagern Sie ätherische Öle an einem kühlen, trockenen Ort ohne direkte Sonneneinstrahlung.
   - Verwenden Sie dunkle Glasbehälter, um die Öle vor Licht zu schützen.

8. **Kennzeichnung und Identifizierung:**
   - Beschriften Sie jede Flasche mit ätherischem Öl sorgfältig mit dem Namen, dem Kaufdatum und Informationen über die Pflanze.
   - Identifizieren Sie ätherische Öle richtig, um Verwechslungen zu vermeiden.

9. **Die gebräuchlichsten ätherischen Öle**
   - Lernen Sie gängige Öle wie Lavendel, Zitrone, Teebaum und Eukalyptus kennen und entdecken Sie ihre Eigenschaften und Anwendungen.

10. **Lavendel: Eigenschaften und Verwendungsmöglichkeiten**
    - Lavendel ist für seine beruhigenden, antiseptischen und lindernden Eigenschaften bekannt. Er wird unter anderem zur Entspannung und Hautpflege verwendet.

11. **Zitrone: Vorteile und Anwendungen**
    - Die Zitrone hat energetisierende, antioxidative und reinigende Eigenschaften. Zu den Anwendungen gehören Reinigung und Stimmungsaufhellung.

12. **Teebaum: Potenziale und Vorsichtsmaßnahmen**

- Teebaum ist für seine antibakteriellen und antimykotischen Eigenschaften bekannt. Er wird unter anderem zur Hautpflege und Reinigung verwendet.

13. **Eukalyptus: Verwendung und Kontraindikationen**

- Eukalyptus wird für seine schleimlösenden und erfrischenden Eigenschaften geschätzt. Zu den Kontraindikationen gehört die Anwendung bei Kindern.

14. **Aromatherapie-Techniken**

- Die Aromatherapie kann mit verschiedenen Techniken praktiziert werden, darunter Diffusoren, Aromabäder, direkte Inhalation und Massage.

15. **Redner: Auswahl und Verwendung**

- Diffusoren sind ideale Geräte, um ätherische Öle in der Luft zu verteilen. Zur Auswahl stehen Ultraschall-Diffusoren und Wärme-Diffusoren.

16. **Aromatische Bäder: Rezepte und Vorsichtsmaßnahmen**

- Aromabäder bieten eine entspannende Möglichkeit, ätherische Öle zu erleben. Die Rezepte enthalten Kombinationen für Entspannung und Vitalität.

17. **Direkte Inhalation und Sicherheit**

- Bei der direkten Inhalation werden ätherische Öle auf die Hände oder ein Taschentuch aufgetragen. Sicherheit und Vorsichtsmaßnahmen stehen dabei an erster Stelle.

18. **Therapeutische Anwendungen**

- Ätherische Öle bieten therapeutische Vorteile bei Stress, Angstzuständen, Schlafstörungen und zur Unterstützung des Immunsystems.

19. **Stress und Angstzustände: Empfohlene ätherische Öle**

- Öle wie Lavendel, Bergamotte und Kamille helfen, Stress und Ängste abzubauen und fördern die Entspannung.

20. **Schlafstörungen und Entspannung**

- Öle wie Lavendel und Ylang-Ylang fördern einen erholsamen Schlaf und sorgen für Entspannung.

21. **Stimmungsaufhellung mit Aromatherapie**
- Ätherische Öle wie Süßorange und Zitrone wirken stimmungsaufhellend und positiv.

22. **Unterstützung für das Immunsystem**
- Die Verwendung von ätherischen Ölen wie Teebaum und Eukalyptus kann das Immunsystem unterstützen und einen natürlichen Schutz bieten.

23. **Aromatherapie und Schönheit**
- Ätherische Öle sind wertvoll für die Haut- und Haarpflege und bieten ästhetische Vorteile.

24. **Hautpflege: Geeignete ätherische Öle**
- Öle wie Hagebutte und Weihrauch sind ideal für die Hautpflege, denn sie spenden Feuchtigkeit und regenerieren.

25. **Gesundes und glänzendes Haar**
- Öle wie Jojobaöl und Rosmarin helfen, das Haar gesund und glänzend zu halten.

26. **Ätherische Öle beim Kochen**
- Ätherische Öle können beim Kochen verwendet werden, um den Geschmack und die Gesundheit von Speisen zu verbessern.

27. **Kulinarische Rezepte mit natürlichen Aromen**
- In den Rezepten werden ätherische Öle wie Ingwer, Zitrone und Basilikum verwendet, um süße und herzhafte Gerichte zu bereichern.

28. **Verbesserung von Geschmack und Gesundheit**
- Ätherische Öle können den Geschmack von Lebensmitteln verbessern und bieten auch gesundheitliche Vorteile, z.B. für die Verdauung.

29. **Vorsichtshinweise und empfohlene Dosierung**
- Befolgen Sie die empfohlenen Dosierungen, um unerwünschte Reaktionen zu vermeiden. Einige Öle erfordern besondere Vorsichtsmaßnahmen.

30. **Erstellung von maßgeschneiderten Mischungen**

- Maßgeschneiderte Mischungen zu kreieren ist eine Kunst, die individuelle Persönlichkeiten und Bedürfnisse durch Aromen widerspiegelt.

31. **Grundlegende Mixing-Konzepte**
    - Das Verständnis von Aromanoten, Geruchsfamilien, ausgewogenen Mengen und der Harmonie zwischen den Aromen ist grundlegend für die Kreation effektiver Mischungen.

32. **Rezepte von Mischungen für verschiedene Bedürfnisse**
    - Von ausgleichenden bis hin zu energetisierenden Mischungen, entdecken Sie Rezepte, die auf Ihre speziellen Bedürfnisse abgestimmt sind.

33. **Anpassungen der Mischungen an die Jahreszeiten**
    - Die Anpassung der Mischungen an die Charakteristika der jeweiligen Jahreszeit bietet einen dynamischen und harmonischen Ansatz für die Aromatherapie.

Zusammenfassend lässt sich sagen, dass die Aromatherapie mit ätherischen Ölen eine fesselnde Reise durch die Sinne ist, die eine breite Palette von Vorteilen für das körperliche und geistige Wohlbefinden bietet. Eine gründliche Kenntnis dieser Schlüsselkonzepte ermöglicht eine bewusste und persönliche Aromatherapie-Erfahrung, die auf die individuellen Bedürfnisse und die Zyklen der Natur zugeschnitten ist. Ob Sie Anfänger oder erfahrener Enthusiast sind, die Aromatherapie bietet eine Welt der Entdeckung und des Wohlbefindens.

EXPERIMENTIEREN MIT KONTINUIERLI-CHEM LERNEN

In der wunderbaren Welt der Aromatherapie ist jeder Tropfen eines ätherischen Öls eine offene Tür zu einem sensorischen Abenteuer und Wohlbefinden. Der Schlüssel zur Entdeckung des therapeutischen und kreativen Potenzials der ätherischen Öle ist die Ermutigung, freudig zu experimentieren und ständig dazuzulernen.

Entdecken Sie mit Freude: Die Aromatherapie ist eine aufregende Reise, eine Erkundung der Sinne, die sich durch einzigartige Düfte, Texturen und Wirkungen offenbart. Experimentieren Sie mit Freude und lassen Sie sich von Ihrer Neugierde leiten. Versuchen Sie, individuelle Mischungen zu kreieren, indem Sie aromatische Noten auf unerwartete Weise mischen. Jede Kombination ist eine Gelegenheit zur Entdeckung.

Hören Sie auf Ihre Intuition: Ihre Intuition ist ein unschätzbarer Führer auf dieser Reise. Hören Sie auf Ihren Instinkt, wenn Sie neue Öle, neue Kombinationen und neue Techniken erkunden. Die Verbindung zwischen Ihnen und den ätherischen Ölen ist eine persönliche Erfahrung, und Ihre Intuition wird der Kompass sein, der Sie durch dieses aromatische Reich führt.

Kontinuierliches Lernen: Das Lernen in der Aromatherapie hört nie auf. Es gibt immer wieder neue wissenschaftliche Entdeckungen, neue Arten von ätherischen Ölen und neue Möglichkeiten, diese alte Kunst anzuwenden. Nehmen Sie das ständige Lernen mit Begeisterung an, indem Sie Bücher lesen, Kurse besuchen und Ihre Erfahrungen mit der Aromatherapie-Gemeinschaft teilen.

Experimentieren Sie mit verschiedenen Methoden: Die Aromatherapie umfasst eine Vielzahl von Methoden, von Diffusoren bis zu Aromabädern, von der direkten Inhalation bis zur Massage. Experimentieren Sie mit verschiedenen Methoden, um diejenige zu finden, die Ihnen am meisten zusagt. Jede Methode bietet eine einzigartige Perspektive für die Verwendung ätherischer Öle im täglichen Leben.

Kultivieren Sie eine Beziehung zu den Ölen: Ätherische Öle sind mehr als nur Düfte; sie sind wertvolle Verbündete in unserem Streben nach Wohlbefinden. Pflegen Sie eine Beziehung zu den Ölen, die Sie auswählen. Beobachten Sie, wie sie mit Ihrer Stimmung, Ihrem Geist und Ihrem Körper interagieren. Dieses Bewusstsein wird Sie bei der täglichen Verwendung der Öle bereichern.

Erfahrungen und Wissen teilen: Die Aromatherapie-Gemeinschaft ist ein reichhaltiger Ort für den Austausch und das Lernen voneinander. Teilen Sie Ihre Erfahrungen, erforschen Sie die Geschichten anderer und lernen Sie aus einer Vielzahl von Perspektiven. Die Vielfalt der Erfahrungen bereichert Ihre persönliche Reise.

Zusammenfassend lässt sich sagen, dass das freudige Erleben und ständige Lernen in der Aromatherapie eine Einladung ist, sich mit der Natur, sich selbst und einer leidenschaftlichen Gemeinschaft zu verbinden. Ganz gleich, ob Sie am Anfang dieser Reise stehen oder ein erfahrener Reisender sind, die

Welt der ätherischen Öle bietet eine ständige Einladung zur Vertiefung, Entdeckung und zum dauerhaften Wohlbefinden. Öffnen Sie die Türen zu Ihrer aromatischen Welt und lassen Sie jeden Tropfen eines ätherischen Öls ein Schritt auf Ihrer eigenen, einzigartigen und aufregenden Entdeckungsreise sein.

ICH WÜNSCHE IHNEN EINE LOHNENDE REISE IN DIE KUNST DER AROMATHERAPIE!

Beginnen Sie eine bezaubernde und lohnende Reise in die Verwendung von ätherischen Ölen und die faszinierende Kunst der Aromatherapie. Möge jeder Tropfen Duft das Geschenk des Wohlbefindens, des Bewusstseins und der Freude in Ihr tägliches Leben bringen.

Lassen Sie sich von Düften leiten: Lassen Sie sich vom Duft der ätherischen Öle sanft durch den Alltag führen. Lassen Sie jedes Aroma Gefühle von Ruhe, Vitalität und Verbundenheit mit der Natur um Sie herum wecken.

Erforschen und experimentieren Sie mit offenem Herzen: Seien Sie offen für die Erforschung neuer Öle, neuer Kombinationen und neuer Wege, diese alte Kunst anzuwenden. Das Experimentieren ist das Herzstück der Aromatherapie, und jede Entdeckung ist ein Schritt auf Ihrer Reise.

Hören Sie auf die Sprache der Aromen: Ätherische Öle sprechen eine einzigartige, intime und persönliche Sprache. Hören Sie genau hin, wie sie auf Ihre Stimmung, Bedürfnisse und Wünsche reagieren. Diese tiefe Verbindung ist der Schlüssel zu einer sinnvollen Reise.

Kultivieren Sie eine Beziehung zu Pflanzen: Jeder Tropfen eines ätherischen Öls ist ein Zeugnis der Großzügigkeit der Natur. Pflegen Sie eine

Beziehung zu den Pflanzen, von denen sie stammen, lernen Sie von ihren Gaben und respektieren Sie den Kreislauf des Lebens, der uns alle verbindet.

Teilen Sie das Wohlbefinden mit anderen: Während der Duft durch die Luft weht, teilen Sie das Wohlbefinden, das ätherische Öle in Ihr Leben bringen, mit anderen. Teilen Sie Erfahrungen, Tipps und Entdeckungen mit Ihren Mitmenschen und schaffen Sie so eine Atmosphäre des gegenseitigen Austauschs und der Unterstützung.

Lernen Sie mit unendlicher Neugier: Lernen in der Aromatherapie ist eine endlose Reise. Nutzen Sie jede Gelegenheit zum Lernen, sei es durch Lektüre, Kurse oder praktische Erfahrung. Ihre unendliche Neugierde wird Ihr Wissen und Ihr Wohlbefinden bereichern.

Möge Ihre Reise von der Schönheit der Aromen erhellt werden: Möge Ihre Reise in der Aromatherapie von der Schönheit der Aromen erhellt werden, die Sie auswählen. Möge jeder Moment des Diffundierens, der Anwendung oder der Erkundung ein Gefühl der Dankbarkeit und Freude mit sich bringen.

Möge Ihre Reise in die Verwendung von ätherischen Ölen und Aromatherapie eine Reise der Entdeckung, des Wohlbefindens und der Freude sein. Ich wünsche Ihnen eine gute Reise, und möge jeder Tropfen Sie Ihrem persönlichen Wohlbefinden näher bringen.

Beste Wünsche!